U0273294

中国古医籍整理丛书

东皋草堂医案

清·王式钰 著

米烈汉 焦振廉 孙 力 校注

中国中医药出版社

·北 京·

图书在版编目（CIP）数据

东皋草堂医案/（清）王式钰著；米烈汉，焦振廉，孙力校注. —北京：中国中医药出版社，2016.12

（中国古医籍整理丛书）

ISBN 978 - 7 - 5132 - 3094 - 0

Ⅰ.①东…　Ⅱ.①王…　②米…　③焦…　④孙…　Ⅲ.①医案 - 汇编 - 中国 - 清前期　Ⅳ.①R249.49

中国版本图书馆 CIP 数据核字（2016）第 008637 号

中 国 中 医 药 出 版 社 出 版

北京市朝阳区北三环东路 28 号易亨大厦 16 层

邮政编码　100013

传真　010 64405750

保定市中画美凯印刷有限公司印刷

各地新华书店经销

＊

开本 710×1000　1/16　印张 8　字数 60 千字

2016 年 12 月第 1 版　2016 年 12 月第 1 次印刷

书　号　ISBN 978 - 7 - 5132 - 3094 - 0

＊

定价　25.00 元

网址　www.cptcm.com

国家中医药管理局
中医药古籍保护与利用能力建设项目
组织工作委员会

主 任 委 员 王国强

副 主 任 委 员 王志勇　李大宁

执 行 主 任 委 员 曹洪欣　苏钢强　王国辰　欧阳兵

执行副主任委员 李　昱　武　东　李秀明　张成博

委　　　　员

各省市项目组分管领导和主要专家

（山东省）武继彪　欧阳兵　张成博　贾青顺

（江苏省）吴勉华　周仲瑛　段金廒　胡　烈

（上海市）张怀琼　季　光　严世芸　段逸山

（福建省）阮诗玮　陈立典　李灿东　纪立金

（浙江省）徐伟伟　范永升　柴可群　盛增秀

（陕西省）黄立勋　呼　燕　魏少阳　苏荣彪

（河南省）夏祖昌　刘文第　韩新峰　许敬生

（辽宁省）杨关林　康廷国　石　岩　李德新

（四川省）杨殿兴　梁繁荣　余曙光　张　毅

各项目组负责人

王振国（山东省）　　王旭东（江苏省）　　张如青（上海市）

李灿东（福建省）　　陈勇毅（浙江省）　　焦振廉（陕西省）

蔡永敏（河南省）　　鞠宝兆（辽宁省）　　和中浚（四川省）

前　言

中医药古籍是传承中华优秀文化的重要载体，也是中医学传承数千年的知识宝库，凝聚着中华民族特有的精神价值、思维方法、生命理论和医疗经验，不仅对于传承中医学术具有重要的历史价值，更是现代中医药科技创新和学术进步的源头和根基。保护和利用好中医药古籍，是弘扬中国优秀传统文化、传承中医学术的必由之路，事关中医药事业发展全局。

1949 年以来，在政府的大力支持和推动下，开展了系统的中医药古籍整理研究。1958 年，国务院科学规划委员会古籍整理出版规划小组在北京成立，负责指导全国的古籍整理出版工作。1982 年，国务院古籍整理出版规划小组召开全国古籍整理出版规划会议，制定了《古籍整理出版规划（1982—1990）》，卫生部先后下达了两批 200 余种中医古籍整理任务，掀起了中医古籍整理研究的新高潮，对中医文化与学术的弘扬、传承和发展，发挥了极其重要的作用，产生了不可估量的深远影响。

2007 年《国务院办公厅关于进一步加强古籍保护工作的意见》明确提出进一步加强古籍整理、出版和研究利用，以及

"保护为主、抢救第一、合理利用、加强管理"的方针。2009年《国务院关于扶持和促进中医药事业发展的若干意见》指出，要"开展中医药古籍普查登记，建立综合信息数据库和珍贵古籍名录，加强整理、出版、研究和利用"。《中医药创新发展规划纲要（2006—2020）》强调继承与创新并重，推动中医药传承与创新发展。

2003~2010年，国家财政多次立项支持中国中医科学院开展针对性中医药古籍抢救保护工作，在中国中医科学院图书馆设立全国唯一的行业古籍保护中心，影印抢救濒危珍本、孤本中医古籍1640余种；整理发布《中国中医古籍总目》；遴选351种孤本收入《中医古籍孤本大全》影印出版；开展了海外中医古籍目录调研和孤本回归工作，收集了11个国家和2个地区137个图书馆的240余种书目，基本摸清流失海外的中医古籍现状，确定国内失传的中医药古籍共有220种，复制出版海外所藏中医药古籍133种。2010年，国家财政部、国家中医药管理局设立"中医药古籍保护与利用能力建设项目"，资助整理400余种中医药古籍，并着眼于加强中医药古籍保护和研究机构建设，培养中医古籍整理研究的后备人才，全面提高中医药古籍保护与利用能力。

在此，国家中医药管理局成立了中医药古籍保护和利用专家组和项目办公室，专家组负责项目指导、咨询、质量把关，项目办公室负责实施过程的统筹协调。专家组成员对古籍整理研究具有丰富的经验，有的专家从事古籍整理研究长达70余年，深知中医药古籍整理研究的重要性、艰巨性与复杂性，履行职责认真务实。专家组从书目确定、版本选择、点校、注释等各方面，为项目实施提供了强有力的专业指导。老一辈专家的学术水平和智慧，是项目成功的重要保证。项目承担单位山东中医药大学、南京中医药大学、上海中医药大学、福建中医药大学、浙江省中医药研究院、陕西省中医药研究院、河南省中医药研究院、辽宁中医药大学、成都中医药大学及所在省市中医药管理部门精心组织，充分发挥区域间互补协作的优势，并得到承担项目出版工作的中国中医药出版社大力配合，全面推进中医药古籍保护与利用网络体系的构建和人才队伍建设，使一批有志于中医学术传承与古籍整理工作的人才凝聚在一起，研究队伍日益壮大，研究水平不断提高。

本着"抢救、保护、发掘、利用"的理念，该项目重点选择近60年未曾出版的重要古医籍，综合考虑所选古籍的保护价值、学术价值和实用价值。400余种中医药古籍涵盖了医经、基础理论、诊法、伤寒金匮、温病、本草、方书、内科、外科、女科、儿科、伤科、眼科、咽喉口齿、针灸推拿、养生、医案医话医论、医史、临证综合等门类，跨越唐、宋、金元、明以迄清末。全部古籍均按照项目办公室组织完成的行业标准《中医古籍整理规范》及《中医药古籍整理细则》进行整理校注，绝大多数中医药古籍是第一次校注出版，一批孤本、稿本、抄本更是首次整理面世。对一些重要学术问题的研究成果，则集中收录于各书的"校注说明"或"校注后记"中。

"既出书又出人"是本项目追求的目标。近年来，中医药古籍整理工作形势严峻，老一辈逐渐退出，新一代普遍存在整理研究古籍的经验不足、专业思想不坚定等问题，使中医古籍整理面临人才流失严重、青黄不接的局面。通过本项目实施，搭建平台，完善机制，培养队伍，提升能力，经过近5年的建设，锻炼了一批优秀人才，老中青三代齐聚一堂，有效地稳定了研究队伍，为中医药古籍整理工作的开展和中医文化与学术的传承提供必备的知识和人才储备。

本项目的实施与《中国古医籍整理丛书》的出版，对于加强中医药古籍文献研究队伍建设、建立古籍研究平台，提高古籍整理水平均具有积极的推动作用，对弘扬我国优秀传统文化，推进中医药继承创新，进一步发挥中医药服务民众的养生保健与防病治病作用将产生深远影响。

第九届、第十届全国人大常委会副委员长许嘉璐先生，国家卫生计生委副主任、国家中医药管理局局长、中华中医药学会会长王国强先生，我国著名医史文献专家、中国中医科学院马继兴先生在百忙之中为丛书作序，我们深表敬意和感谢。

由于参与校注整理工作的人员较多，水平不一，诸多方面尚未臻完善，希望专家、读者不吝赐教。

国家中医药管理局中医药古籍保护与利用能力建设项目办公室
二〇一四年十二月

许 序

　　"中医"之名立，迄今不逾百年，所以冠以"中"字者，以别于"洋"与"西"也。慎思之，明辨之，斯名之出，无奈耳，或亦时人不甘泯没而特标其犹在之举也。

　　前此，祖传医术（今世方称为"学"）绵延数千载，救民无数；华夏屡遭时疫，皆仰之以度困厄。中华民族之未如印第安遭染殖民者所携疾病而族灭者，中医之功也。

　　医兴则国兴，国强则医强。百年运衰，岂但国土肢解，五千年文明亦不得全，非遭泯灭，即蒙冤扭曲。西方医学以其捷便速效，始则为传教之利器，继则以"科学"之冕畅行于中华。中医虽为内外所夹击，斥之为蒙昧，为伪医，然四亿同胞衣食不保，得获西医之益者甚寡，中医犹为人民之所赖。虽然，中国医学日益陵替，乃不可免，势使之然也。呜呼！覆巢之下安有完卵？

　　嗣后，国家新生，中医旋即得以重振，与西医并举，探寻结合之路。今也，中华诸多文化，自民俗、礼仪、工艺、戏曲、历史、文学，以至伦理、信仰，皆渐复起，中国医学之兴乃属必然。

迄今中医犹为国家医疗系统之辅，城市尤甚。何哉？盖一则西医赖声、光、电技术而于 20 世纪发展极速，中医则难见其进。二则国人惊羡西医之"立竿见影"，遂以为其事事胜于中医。然西医已自觉将入绝境：其若干医法正负效应相若，甚或负远逾于正；研究医理者，渐知人乃一整体，心、身非如中世纪所认定为二对立物，且人体亦非宇宙之中心，仅为其一小单位，与宇宙万象万物息息相关。认识至此，其已向中国医学之理念"靠拢"矣，虽彼未必知中国医学何如也。唯其不知中国医理何如，纯由其实践而有所悟，益以证中国之认识人体不为伪，亦不为玄虚。然国人知此趋向者，几人？

国医欲再现宋明清高峰，成国中主流医学，则一须继承，一须创新。继承则必深研原典，激清汰浊，复吸纳西医及我藏、蒙、维、回、苗、彝诸民族医术之精华；创新之道，在于今之科技，既用其器，亦参照其道，反思己之医理，审问之，笃行之，深化之，普及之，于普及中认知人体及环境古今之异，以建成当代国医理论。欲达于斯境，或需百年欤？予恐西医既已醒悟，若加力吸收中医精粹，促中医西医深度结合，形成 21 世纪之新医学，届时"制高点"将在何方？国人于此转折之机，能不忧虑而奋力乎？

予所谓深研之原典，非指一二习见之书、千古权威之作；就医界整体言之，所传所承自应为医籍之全部。盖后世名医所著，乃其秉诸前人所述，总结终生行医用药经验所得，自当已成今世、后世之要籍。

盛世修典，信然。盖典籍得修，方可言传言承。虽前此 50 余载已启医籍整理、出版之役，惜旋即中辍。阅 20 载再兴整理、出版之潮，世所罕见之要籍千余部陆续问世，洋洋大观。

今复有"中医药古籍保护与利用能力建设"之工程，集九省市专家，历经五载，董理出版自唐迄清医籍，都 400 余种，凡中医之基础医理、伤寒、温病及各科诊治、医案医话、推拿本草，俱涵盖之。

噫！璐既知此，能不胜其悦乎？汇集刻印医籍，自古有之，然孰与今世之盛且精也！自今而后，中国医家及患者，得览斯典，当于前人益敬而畏之矣。中华民族之屡经灾难而益蕃，乃至未来之永续，端赖之也，自今以往岂可不后出转精乎？典籍既蜂出矣，余则有望于来者。

谨序。

第九届、十届全国人大常委会副委员长

许嘉璐

二〇一四年冬

王 序

中医学是中华民族在长期生产生活实践中，在与疾病作斗争中逐步形成并不断丰富发展的医学科学，是中国古代科学的瑰宝，为中华民族的繁衍昌盛作出了巨大贡献，对世界文明进步产生了积极影响。时至今日，中医学作为我国医学的特色和重要医药卫生资源，与西医学相互补充、相互促进、协调发展，共同担负着维护和促进人民健康的任务，已成为我国医药卫生事业的重要特征和显著优势。

中医药古籍在存世的中华古籍中占有相当重要的比重，不仅是中医学术传承数千年最为重要的知识载体，也是中医为中华民族繁衍昌盛发挥重要作用的历史见证。中医药典籍不仅承载着中医的学术经验，而且蕴含着中华民族优秀的思想文化，凝聚着中华民族的聪明智慧，是祖先留给我们的宝贵物质财富和精神财富。加强对中医药古籍的保护与利用，既是中医学发展的需要，也是传承中华文化的迫切要求，更是历史赋予我们的责任。

2010 年，国家中医药管理局启动了中医药古籍保护与利用能力建设项目。这既是传承中医药的重要工程，也是弘扬优秀民族文化的重要举措，不仅能够全面推进中医药的有效继承和创新发展，为维护人民健康做出贡献，也能够彰显中华民族的璀璨文化，为实现中华民族伟大复兴的中国梦作出贡献。

相信这项工作一定能造福当今，嘉惠后世，福泽绵长。

国家卫生和计划生育委员会副主任
国家中医药管理局局长
中华中医药学会会长

王国强

二〇一四年十二月

马 序

　　新中国成立以来，党和国家高度重视中医药事业发展，重视古籍的保护、整理和研究工作。自1958年始，国务院先后成立了三届古籍整理出版规划小组，分别由齐燕铭、李一氓、匡亚明担任组长，主持制订了《整理和出版古籍十年规划（1962—1972）》《古籍整理出版规划（1982—1990）》《中国古籍整理出版十年规划和"八五"计划（1991—2000）》等，而第三次规划中医药古籍整理即纳入其中。1982年9月，卫生部下发《1982—1990年中医古籍整理出版规划》，1983年1月，中医古籍整理出版办公室正式成立，保证了中医古籍整理出版规划的实施。2002年2月，《国家古籍整理出版"十五"（2001—2005）重点规划》经新闻出版署和全国古籍整理出版规划领导小组批准，颁布实施。其后，又陆续制定了国家古籍整理出版"十一五"和"十二五"重点规划。国家财政多次立项支持中国中医科学院开展针对性中医药古籍抢救保护工作，文化部在中国中医科学院图书馆专门设立全国唯一的行业古籍保护中心，国家先后投入中医药古籍保护专项经费超过3000万元，影印抢救濒危珍、善、孤本中医古籍 1640 余种，开展了海外中医古籍目录调研和孤本回归工作。2010 年，国家财政部、国家中医药管理局安排国家公共卫生专项资金，设立了"中医药古籍保护与利用能力建设项目"，这是继 1982～1986 年第一批、第二批重要中医药古籍整理之后的又一次大规模古籍整理工程，重点整理新中国成立后未曾出版的重要古籍，目标是形成并普及规范的通行本、传世本。

为保证项目的顺利实施，项目组特别成立了专家组，承担咨询和技术指导，以及古籍出版之前的审定工作。专家组中的许多成员虽逾古稀之年，但老骥伏枥，孜孜不倦，不仅对项目进行宏观指导和质量把关，更重要的是通过古籍整理，以老带新，言传身教，培养一批中医药古籍整理研究的后备人才，促进了中医药古籍保护和研究机构建设，全面提升了我国中医药古籍保护与利用能力。

作为项目组顾问之一，我深感中医药古籍保护、抢救与整理工作的重要性和紧迫性，也深知传承中医药古籍整理经验任重而道远。令人欣慰的是，在项目实施过程中，我看到了老中青三代的紧密衔接，看到了大家的坚持和努力，看到了年轻一代的成长。相信中医药古籍整理工作的将来会越来越好，中医药学的发展会越来越好。

欣喜之余，以是为序。

中国中医科学院研究员

马继兴

二〇一四年十二月

校注说明

《东皋草堂医案》，清代王式钰著，不分卷。

王式钰，字仲坚，又字翔千，苏州人，世家出身，生卒年不可考。博学，好文词，后致力于医，师从程郊倩，为程郊倩《伤寒论后条辨》的实际编纂者，又据程郊倩散在资料辑成《读伤寒论赘余》。

本次整理，以中华医学会上海分会图书馆所藏清康熙刻本为底本，校勘参用他校与理校。主要校注原则如下：

1. 简体字横排，对原书进行标点。

2. 原书中完全异体字、俗写字，径改不出注。

3. 原书中通假字、古字等，保留原字，于首见处出注说明。

4. 原书中药名作非错误性异文者，保留原字，出注说明。

5. 原书中一般笔画之误，如"己""已"不分等，予以径改，不出校记。

6. 原书中可以确认的讹字，据文义或他校改。

7. 原书中文字漫漶不清者，据文义或他校补。

8. 原书中字词无误而他校文献义胜或有参考意义者，酌情出校。

9. 原书中文字有疑义，难定是非者，出校存疑。

10. 药名及专业术语并字词疑难或生疏者，出注说明。

11. 原书中明引前代文献，简注说明。其中引用与原文无差者，用"语出"；引用与原文有出入者，用"语本"；凡称引自某书而某书不见反见于他书者，用"语见"。

12. 原书书题下有"雷溪程郊倩先生鉴 古吴王式钰仲坚著
（旧字翔千）同学朱元度月思校"字样，今删去。

13. 原书前三序原皆题为"序"，今加撰序者姓名于前。

14. 原书无目录，今据正文标题编排目录，置于正文前。

程郊倩序

　　医宗于儒，谓儒则读书，读书则从而明理也。顾读书明理四字，儒家颇难言之，何有于非儒之医？宜乎得世人学医人费①之语。夫学医何至人费？凡费人者，皆不读书明理而以医学者也。以医学者活套有方，秘传有诀，口给逢迎有术，自不难恣其所措，而以人病为民人社稷②，此其所学未尝求医，其志将以求食也。求食不得食，或亦稍志及读书明理。奈医家赖有世法，只在舆从服饰间仓卒得试人之病，病家茫无鉴法，但向声闻诙说③上胡乱去试人之医。两为试而费人者任从其费，被费者却破赀买一无罪而就死地之躯，以供其费。较之食功不食志之梓匠轮舆④万复毁瓦坏墁⑤，得预受若值⑥而愉快，求食有此一途，夫人又何乐乎读书明理而不群然医也？是以古之医也贵，非贵医也，贵其明理而能济人，功兼乎师与相也；今之医也贱，非贱医也，贱其求食而至费人，技劣于梓匠轮舆也。

---

　　① 学医人费：宋代苏轼《墨宝堂记》："余，蜀人也，蜀之谚曰：学书者纸费，学医者人费。此言虽小，可以喻大。"
　　② 民人社稷：《论语·先进》载孔子弟子子路派另一弟子子羔作费邑宰，孔子认为子羔学业尚浅，去了只能害民。子路说费邑"有民人焉，有社稷焉，何必读书"。此处表示一般为医者不喜读书而只求功利。
　　③ 诙说（yuè 越）：同"诙悦"，指阿谀奉承之辞。
　　④ 梓匠轮舆：泛指工匠。舆，车厢。
　　⑤ 毁瓦坏墁（màn 慢）：打碎屋瓦，弄乱地界，谓做无益的事。典出《孟子·滕文公下》。墁，涂。又，《孟子·滕文公下》"坏"作"画"。
　　⑥ 值：酬报。

以师与相之尊且重，一降而劣于梓匠轮舆，医在今日尚忍言哉？余于医虽不谓读书明理，然谭①及梓匠轮舆，心切耻之。以故经年闭户，甘从几案上问医，不从屐齿②上问医。抱此素心，苦无道契③，乃于落落寞寞中晚得友及④王子仲坚，其人深沉敏洽，家世于儒，而医道复性而成之，真无愧于读书明理者。居恒⑤雅知师重，不数数⑥于医，乃间有不尊梓匠轮舆而轻为仁义者⑦，则鉴而延之，延则赴，赴则效。效不效，其案具在，余索而阅焉，病既研几⑧，方更具法，一切浮沉迟数，迥然世之叔和，指次⑨外急怂⑩之曰：此可以梓矣。世医灾木以为羔雁⑪地者累累，中无所有，袭⑫即成册，其去舆从服饰之为招摇卖弄者几何？余非怂及仲坚之效，尤特借此作医门中一帙功过格⑬，知医如仲坚之读书明理，方不为费人之医，则医案之梓，亦如

① 谭：通"谈"。《说文通训定声·谦部》："谈，语也，字亦作'谭'。"
② 屐（jī 机）齿：游踪。屐，一种鞋。
③ 道契：志同道合的人。
④ 友及：弟子优异而足以为友者。及，及门，指弟子。典出《论语·先进》。
⑤ 居恒：平常。
⑥ 数数：迫切貌。
⑦ 不尊梓匠轮舆而轻为仁义者：指不重视医技且轻视医道的人。典出《孟子·滕文公下》。
⑧ 研几：也作"研机"，穷究。
⑨ 次：旅次，旅外时的住所。
⑩ 怂：鼓励。
⑪ 灾木以为羔雁：谓胡乱写书刊行以为求名逐利之资。灾木，也作"灾梨"。古时刻书常用梨木，因以为刻书之称。羔雁，小羊和雁，古代用为卿、大夫的贽礼，此指获取的名利。
⑫ 袭：因袭。
⑬ 功过格：一种逐日记录自己行为善恶以自勉自省的簿格。

仲坚之读书明理，方不为灾木之梓，庶几余生平所耻于梓匠轮舆者，得从仲坚一洒①之欤！

新安程应旄郊倩书于吴门遐畅斋

---

① 洒（xǐ喜）：洗涤。

张拱端序

原百病之起愈者，本乎黄帝，辩①百药之味性者，本乎神农，汤液则称伊尹，方法则推长沙，皆古圣人也。继后医经、经方两家浩如烟海，每令人有望洋之叹，势不得不为。忠州②之《集验方》，按病取方，处方治病，此医案之权舆③也。倪维德④之锓⑤《东垣试验方》⑥也，表其所学，无医案之名而实医案也。薛立斋之集《二十四种》⑦也，附其所撰有医案之名，而实不止于医案也。至如宋太宗之编《圣惠方》⑧，而以亲验千余首类入，则又一书中而兼人与己之医案也。惟沈存中⑨之《灵苑》⑩，许叔微之《本事》⑪，皆取己所已试已验，而丹溪则

---

① 辩：通"辨"。《说文通训定声·坤部》："辩，假借为'辨'。"

② 忠州：陆贽，唐代嘉兴（今属浙江）人，字敬舆，大历间进士，官至中书侍郎同平章事。陆贽贬官忠州（今重庆忠县）时曾编集《陆氏集验方》五十卷，今佚。

③ 权舆：开端。

④ 倪维德：元代医家，字仲贤，晚号敕山老人，吴县（今属江苏）人，精于眼科，著有《原机启微》二卷，又校订刊行李东垣《东垣试效方》。

⑤ 锓（qǐn 寝）：雕刻。

⑥ 东垣试验方：即《东垣试效方》，九卷，李东垣弟子罗天益编集。

⑦ 二十四种：即《薛氏医案二十四种》，亦名《薛氏医案》，明代吴琯辑薛铠、薛己父子医书二十四种而成。

⑧ 圣惠方：即《太平圣惠方》，王怀隐等奉宋太宗敕命纂集。

⑨ 沈存中：沈括，宋代钱塘（今浙江杭州）人，字存中，号梦溪丈人，嘉祐间进士，曾任翰林学士、权三司使，著有《梦溪笔谈》《灵苑方》《沈存中良方》等。

⑩ 灵苑：即《灵苑方》，二十卷，沈括撰集，原书佚，佚文见于《证类本草》等书。

⑪ 本事：即《类证普济本事方》，许叔微撰，十卷。

直以医案名书①，是三者或名或实，皆医案之属也，而其最始则无如《史记·仓公列传》。圣人有作，贤者述焉，迄于今先河后海②，可按而知也。班孟坚③之论医经也，曰犹磁石取铁，以物相使④，其论经方也，曰以通闭解结，反之于平⑤，旨⑥哉言乎！而又谆谆告诫于失理失宜者，至谓有病不治为中医⑦。呜呼！此盖有感于习医者之望洋，而未审博学反约、取方治病之道者也。苟取古今贤圣之书沉研钻极，观其会通，又就正于世之通儒名术，扣击⑧辨难而确然得其指归，《易》曰化而裁之，神而明之⑨，吾未见古方不可以治今人，今人遂不可损益古方也。忠州以后诸书虽不可概见，而推其试验之意，岂与夫师心泥古、借病试方、执方治病者可同日语哉？若乃手不知脉，目不识症，不能原病也，漫諈⑩之曰奇疾不能处方也，妄托之曰秘宝，反欲使人尊其术为闻阴论阳，炼精易形⑪，茫不可测，疑其药为蚖脂⑫凤卵，麟腊⑬龟趾，贵不可名，有终身为医而无

----

① 丹溪则直以医案名书：明代戴思恭编集朱丹溪医案，成《丹溪医按》，今有清同治抄本。

② 先河后海：先祭河神，后祭海神，喻理清源流。典出《礼记·学记》。

③ 班孟坚：班固，东汉人，撰《汉书》一百篇。

④ 磁石……相使：语出《汉书·艺文志·序》。

⑤ 以通……于平：语出《汉书·艺文志·序》。反，同"返"。《论语·子罕》："吾自卫反鲁，然后乐正，《雅》《颂》各得其所。"

⑥ 旨：美好。

⑦ 有病不治为中医：语本《汉书·艺文志·序》。

⑧ 扣击：问难。

⑨ 化而……明之：语出《周易·系辞上》。

⑩ 諈（zhuì 坠）：推诿。

⑪ 闻阴……易形：典出《史记·扁鹊仓公列传》。

⑫ 蚖脂：也作"蚖膏"，蚖（蝾螈、蜥蜴类）的脂肪，可以点灯。典出北周庾信《灯赋》。

⑬ 腊（xī 西）：干肉。

一方与人者矣，又乌知所谓医案也哉？吾门王仲坚，以诗书世其家，以岐黄游其艺，其于古今圣贤、医经经方固已博览旁通，尽化裁神明之道矣，而又请益之勤劬①，如豫章喻嘉言则生死不间②，如新安程郊倩则风雨必咨。医案之作，正所以自述其会通、自发挥其指归也，可以上考四圣人③之精蕴焉，可以下证诸先贤之经验焉，世之不能立一方者，固不足与较，即师心泥古以试方者，亦岂能望其后尘哉？因忆予曾病饥，医诊曰：此少阳经伤寒也，宜小柴胡汤。求其立案，则柴胡一味而外皆非仲景原药也。曾应友请，诊其妾气郁，医先有案，克期冬至日不起。予诊之，批其末云：勿药，冬至日瘳。予服所谓小柴胡者病几危，而所诊冬至日不起者病果瘳矣。予浮沉方外，万缘放下，何有于医？但侧见今之名医往往如此，故于仲坚之医案集成请论定也，不觉牵引葛藤④而命笔焉。虞山冯定远⑤读之，曰：是集也而有是文也，可以识往砭今而信后也，应弁之首⑥也。遂以为序。

洞上震岩道人兴机⑦撰

---

① 勤劬（qú 渠）：辛勤劳累。

② 生死不间：谓不以其人已死而不向他学习。

③ 四圣人：指黄帝、神农、伊尹、张仲景。

④ 牵引葛藤：喻广采深论。

⑤ 冯定远：冯班，字定远，号钝吟老人，又号"二痴道人"，与兄冯舒并称"海虞二冯"，为钱谦益弟子，虞山诗派代表人物，有《钝吟集》《钝吟杂录》等。

⑥ 弁之首：为之作序。弁，置于前。

⑦ 兴机：即张拱端，字孟恭，号震岩，明末太原人，迁苏州，曾授职方主事，好藏书，入清后居南京天界寺，有《孤云集》。

冯班序

大医之于药，如良将之于兵也。读孙吴①之书有不知兵者焉，学农黄之经有不知医者焉，明于纸上，昧于临事，所谓以书御者不尽马之情②也。古人有云医不三世，不服其药③，盖所历者多，则疾病之变、治疗之方知之必审矣。三折肱为良医④，况三世之久耶？余以为不必三世，要在经验耳。余邑赵元度⑤好藏书，聚医书为医藏，载之连车不尽。缪仲醇⑥先生指之曰：此皆误人之物也。余时犹垂髫⑦，愕然，征其说，先生曰：古今不仝⑧，五方异气，感疾之深浅，禀受之厚薄，诊候处方，得之于心，不能尽于言，若执古法以临之，似胶柱而鼓瑟矣，差之毫厘，失以千里，未有不误人者也。近代良于医者，多有医案，皆序其身所经历，虽亦有得有失，读之每使人心开，能醒滞思，胜于徒读古方也。人之多疾者，往往知医，盖有繇⑨哉。我友

① 孙吴：孙武与吴起，春秋战国时兵家。

② 以书御者不尽马之情：喻死守教条，不能变通。典出《战国策·赵策二》，成语"以书为御"本此。御，驾车。

③ 医……其药：语出《礼记·曲礼》。

④ 三折肱为良医：语本《左传·定公十三年》。

⑤ 赵元度：赵开美，字玄度（即"元度"，清人避康熙帝玄烨名讳，改"玄"为"元"），号清常道人，常熟人，明后期藏书家，曾校订宋版《伤寒论》，撰有《脉望馆书目》。

⑥ 缪仲醇：缪希雍，字仲醇，明代医家，常熟人，著有《神农本草经疏》等。

⑦ 垂髫（tiáo 条）：古时儿童未束发，头发自然下垂，因以称童子。

⑧ 仝：同"同"。《广韵·东韵》："仝，'同'古文，出《道书》。"

⑨ 繇：通"由"。《说文通训定声·孚部》："繇，假借为'由'。"

仲坚王君，儒者也，通敏，多所习，多所通，邃于农黄之学，为人治病，如古之洞见垣一方者①。孙思邈所谓大医，仲坚其近之矣。自非博涉经艺，通于三才②之理，未可以语此也。仲坚自叙其所治为医案，将镂板以为后人之法，张孟恭引其首。孟恭于医为深博，如余何知哉？或曰：古人亦有书如此者乎？余曰：有之。太史公《仓公列传》，即淳于公之医案也。第多古语，人或不能尽解。若仲坚者，后世有太史公，必为作佳传欤？

虞山二痴道人冯班序

---

① 洞见垣一方者：典出《史记·扁鹊仓公列传》。

② 三才：指天、地、人。见《周易·系辞下》

目 录

寒

松陵张惠吉尊堂，七十一岁，徧①身疼痛，不能转侧，口干，不欲食，腹中若有块，脉弦弱。诸医以破气之药投之。不效。余曰：此少阳经中风也。用桂枝五分，人参一钱二分，柴胡六分，半夏一钱，白芍八分，甘草四分，黄芩五分，大枣一枚，生姜一片，二剂霍然，惠吉志感，有赠言附后：

王子仲坚，博学，善属文②，名重词坛久。既而慨然曰：士能精一艺，以推及物之仁，虽不仕，犹仕也③。于是致力于医，其疗人之病，如磁石之取铁，阳燧④之取火，无不应手而效。与余安期家孟最友善，家孟每道其术之神，德之厚，啧啧称之不去口，方⑤诸汉张仲景、唐韦慈藏、元李东垣，不能多让焉。余闻言，心识而向慕之。冬余⑥，老母送季妹⑦迁居，往来舟航间，为风寒所中，抱疴甚笃。时延医四人，亦有名当世者，服其药，益大恖。余

---

① 徧：同"遍"。《说文解字·彳部》朱骏声通训定声："徧，字亦作'遍'。"

② 属（zhǔ 煮）文：撰写辞章。属，连缀。

③ 士能精一艺……犹仕也：语见戴良《丹溪翁传》。及物之仁，《二程遗书》卷十一："以己及物，仁也；推己及物，恕也。"物，指他人。

④ 阳燧：古时用以燃艾取火的铜镜。

⑤ 方：比拟。

⑥ 冬余：冬天。《三国志·魏志·董遇传》："冬者岁之余，夜者日之余，阴雨者时之余也。"

⑦ 季妹：年龄最小的妹妹。

求仲坚诊视，用柴胡桂枝汤加人参。佥①哗焉怪之，谓余勿效许世子故事②。余亦危疑无主，请命于卜，卜曰吉。饮初剂而癥结顿解，饮再剂而痛止进餐，是夕安卧至晓。余狂喜，驰告家孟。家孟跃然，曰：仲坚仁术之大，功同良相，大江以南，有疾者靡不倚以为命，无矜气③，无德色④，无计利心，凡如此类，更仆不能数⑤也。吾闻之，富者赠人以财，贫者赠人以言。子，贫士也，虽不良于言，乌可不一言以矢勿谖⑥乎？余唯唯，起而飑言⑦曰：有是哉！仲坚之于医，能尽医之理，而医正不足以尽仲坚也。仲坚生长华胄⑧，具班左⑨之才，如玉辉于山，珠媚于渊，其为国华⑩为世瑞⑪者非一日矣。方今天子旁⑫招俊乂⑬，使应诏金马门⑭，不独以博学宏词动凌云之欢⑮，行且论病

① 佥（qiān 千）：全都。
② 许世子故事：《左传·昭公十九年》载许国世子进药于国君，未尝药，国君死，许国世子被认为"弑其君"。
③ 矜气：自大自尊的神态。
④ 德色：自以为有恩于人的表情。
⑤ 更仆不能数：数不胜数。典出《礼记·儒行》。
⑥ 以矢勿谖（xuān 宣）：以志不忘。矢，约誓。《尔雅·释言》："矢，誓也。"谖，忘记。
⑦ 飑言：扬言。飑，语疾而声大。
⑧ 华胄：显贵后世之家。
⑨ 班左：指汉代班固与晋代左思，皆善辞赋。
⑩ 国华：国家之俊杰。
⑪ 世瑞：世间之祥瑞。
⑫ 旁：广。
⑬ 乂（yì 翼）：才德过人的人。
⑭ 金马门：汉代官门之一，为学士待诏之处，门前立铜马，因称。
⑮ 凌云之欢：指皇帝的赏识。

及国，原诊知政①，其将以仳离②之人转而跻之仁寿，不于此见其一班也哉？今为母也喜者，更为世也幸。余愧不敏，援笔记之，以见仲坚之术之神、德之厚，焯然③暴见于天下，固无俟余言，而余家孟夙昔知人之哲，亦于此益信焉已。

一人寒战身重，头疼腰痛，脉浮数，用桂枝、羌活、葛根、山楂、甘草、陈皮、杏仁。次日身热头疼，口苦咽干，腰痛鼻塞，恶寒。用麻黄、桂枝、甘草、半夏、川芎、紫苏、白芷、桔梗，出微汗，身凉。第三日乍寒乍热，头时胀时止，腰疼如前，不大便，用当归、干姜、白芍、甘草、陈皮、茯苓、苍术、川芎、人参，服之而霍然。或问曰：表未全解，何以骤用人参也？余曰：乍寒乍热，时胀时止，便是虚症，此而④不补，余邪不除，所以贵乎眼明手快也。

内弟丁惠侯，伤寒四十日矣，始因误下成痞，渐为坏症，恶寒蜷卧，日覆絮三四重不觉温，时而头眩，如有物蒙其首，汗出，不思食，不大便。举家惊惶，属⑤余诊视。察其六脉沉微，面色青白，急用附子二钱，人参二钱，白

---

① 论病……知政：语本《汉书·艺文志·方技略》。
② 仳（pǐ 痞）离：离别，指病重将死。
③ 焯（zhuō 桌）然：显明貌。
④ 而：如果。
⑤ 属：同"嘱"。宋代陆游《北窗试笔》诗："属儿善藏之，勿使俗子见。"

术一钱，白芍一钱，黄芪一钱，当归八分，黄米一勺，白蜜二钱。定方甫毕，二医并至，皆曰此伏热之症也，因用黄芪、山栀、黄连、白芍、柴胡等味。余因在内家①，未免有主宾之体，不便面斥其非，退而语惠侯曰：此药入口即毙，万不可投。倘不以吾言为然，宁不服药，犹冀幸于万一也。少顷又一医至，用白术、黄芪、炮姜、甘草、茯苓、陈皮，咸以为王道②，服之，病不为增减，而眩冒时作。明日，医者忽改紫苏、白芷、藁本之类，一剂而汗出如雨，神魂无主。复召余，余曰：亡阳之症已具，无他巧也。于前所定方中去当归，加桂枝一钱，人参三钱，服之手足温，汗收，而冒眩亦止。越一日，用人参二钱，白术三钱，山药一钱，白芍五分，茯苓八分，枣仁一钱，当归一钱，甘草六分，广皮八分，黄芪一钱，白砂糖三钱，枣、姜同煎，服之，大便随下，膈间宽爽。以后又投人参一钱五分，白术一钱，干姜八分，肉桂四分，附子六分，甘草六分，黄芪一钱，广皮八分，茯神八分，木香四分，半夏一钱，荷鼻③汤煎服，二剂而胃口开，始思饮食矣。但大便不利，时以为苦，余曰：此津液未回之故也。用十全大补汤加肉苁蓉一两，服三剂而二便如常。再用附子理中汤，连服两月而愈。或问曰：此何症也？余曰：恶寒蜷

---

① 内家：内人的家，即岳父家。

② 王道：王道之药，即平和之品。

③ 荷鼻：荷叶的蒂。

卧，此属少阴，病前犯房事，病中犯梦遗，寒中于脏，误下误汗，阴阳两虚之病也。仲景不云乎伤寒若吐若下后，心下逆满，气上冲胸，起则头眩，发汗则动经，身为振振摇者，茯苓桂枝术甘汤主之①？又曰伤寒吐下后，发汗，虚烦，脉甚微，八九日心下痞鞕②，胁下痛，气上冲咽喉，眩冒，经脉动惕者，久而成痿③。苟非益阳气以和经脉，百无一生也。或曰：少阴病，下利止而头眩，时时自冒者死④，今得愈何也？余曰：同一眩冒也，发于下利之后，则阴津竭于下，脑髓枯于上，故不治。今虽经误下，幸未下利，则当与恶寒而蜷、时自烦、欲去衣被者可治一条，比例而断矣。何也？烦而去衣，阳气尚有忿争之势，故温之而得生。今头眩自冒，阳神亦有留恋之机，故温之而得活也。因思《内经》云阳气者闭塞、地气者冒明⑤二句不当平看，上句是问，下句是注，犹云阳气至虚至明，何以致闭塞也？曰皆由地气冒蔽之故。试观云合雾集，天昏日暗，岂果天日之闭塞乎？无非水土郁蒸之气从地而起耳。必待雷声一震，阳气舒发，方得天朗气清。以此而知病家眩冒总是肾气逆干清道，以肾通于脑也。苟非温镇下焦，

---

① 伤寒若吐若下……茯苓桂枝术甘汤主之：语本《伤寒论·辨太阳病脉证并治》。

② 鞕：同"硬"。《玉篇·革部》："鞕，坚也，亦作'硬'。"

③ 伤寒吐下后……久而成痿：语出《伤寒论·辨太阳病脉证并治》。

④ 少阴病……时时自冒者死：语出《伤寒论·辨少阴病脉证并治》

⑤ 阳气者……冒明：语出《素问·四气调神大论》。

使阳升阴降，何由清明在躬①耶？

一老妪，伤风三日，咽干口苦，发热恶寒，遍身痛，喘而无汗，脉浮缓，大便利，幸小便自利。用葛根汤加石膏：干葛、桂枝、羌活、石膏、芍药、甘草、麻黄、生姜、大枣，一贴而表症已解。再疏一方：柴胡、黄芩、半夏、杏仁、陈皮、厚朴、木通、猪苓、甘草、芍药、竹叶，服之，口苦、烦渴、虚汗俱愈，顿思饮食。为定调理方：人参、黄耆②、茯苓、甘草、陈皮、白术、当归、半夏、姜、枣。

一人感寒夹食，误服大黄、黄芩，洞泻不止，舌弦破碎，按之六脉濡弱。此中寒格阳于上也，法当升散其假热，温补其虚寒。纵有宿食未消，且勿治以脾家实，腐秽自去也。用人参、苍术、升麻、厚朴、柴胡、干姜、陈皮、甘草、半夏、紫苏、姜、枣，服二剂而宿垢去，假热除。

一老人，病七日矣。予诊其脉，大而无力，证显身热，腰痛舌强，口干舌胎③，喜饮热。诸医或云太阳表邪未尽，大剂柴葛，或云少阳阳明，悉投柴葛芩连，或云阳明少阳合病，或云阳明入胃，连、芩犹以为未足，继以白

---

① 清明在躬：典出《礼记·孔子闲居》。清明，清明之阳气。躬，身体。

② 耆：原作"蓍"，据文义改。按原书"黄耆"多有讹作"黄蓍"者，今据文义改，后仿此。

③ 舌胎：舌有苔。胎，舌苔。

虎，白虎犹以为未足，加用玄明粉、大黄，诸说纷纷，予不禁长笑绝倒也。时有一医在坐，予询之曰：此症是伤寒乎？曰：然。何经为病乎？曰：直中阳明耳，其耳聋则又涉少阳也。余曰：阳明无直中之说。既中阳明，无所复传，缘何又涉少阳？不得不力为争辩：据证不头痛，是无太阳矣；不自利，是非阳明、少阳矣；不自汗，不恶热，不潮热，是非阳明入胃矣。脉大为阳明，今大而无力，又不见弦，是非少阳、阳明矣。时医目为之瞪，问曰：然则何证？予曰：此老人肾水枯竭，阳越于外也。其舌本强者，少阴之系连舌本也；耳聋者，肾开窍于耳，肾竭则为不聪也；腰痛者，肾将惫也。以肾家有火而无水，故尔烟飞焰燎，现出种种假热之象，实则外热内寒，上实下虚。渴而欲饮热，非明验乎？此症应从酒后房劳得之，当暂用八味汤回其津液，导火归元，继以养正丹、巴戟丸等药温补下焦，庶可挽回。惜乎一齐众楚①，拒而不纳，直至遍体发阴班②，身变青色而死，而庸医辈尚认作阳班，犹恨白虎、承气下之不早也。此辈尚可与谈医乎？或问曰：何以知阴班也？曰：凡班如蚊迹，浅红细碎，不肿凸者，

---

① 一齐众楚：《孟子·滕文公下》载楚国大夫欲使其子学习齐语，"使齐人傅（教育）之……一齐人傅之，众楚人咻（吵嚷乱说）之，虽日挞而求其齐也，不可得矣"，喻一人持正确意见，但其他人喧哗非议，终不能有所成就。

② 班：通"（辩）斑"。《说文解字注·文部》："斑者，'辩'之俗……又或假'班'为之。"

为阴。

一人感冒，口苦咽干，耳聋目眩，渴，不大便，身发寒热，少阳症已悉具。为定煎方：柴胡、人参、半夏、甘草、桂枝、花粉、姜、枣。病家私去人参，服之不效。加人参一钱，一剂而愈。所以然者，以其脉弦迟，知其阳气怯弱，不能内御，得参以壮其里气，则拒邪有力，庶使柴胡疏半表之寒，黄芩清半里之热，桂枝、姜、枣得以和荣卫而效命也，何畏之有？有倡邪说者曰：大黄有活人之功，人参有杀人之力。持正论者曰：人参有活人之功，大黄有杀人之力。余以为皆非也，何不曰物物有活人之功，物物有杀人之力？亦视用之者何如耳。

一少年，夏月患病，时厥时热，汗出如浴，四肢僵直。及余诊视，不大便者几日矣，脉沉细，告之曰：此厥阴经寒症也，仲景云大汗出，热不去，内拘急，四肢疼，又下利厥逆而恶寒者，四逆汤主之①是也。用附子五分，人参一钱，白术一钱，茯苓八分，甘草五分，白芍八分，桂枝五分，乌梅一个，当归一钱，投之而汗敛，诸症亦向愈。时有一邻医从而憎之，谓其尊人曰：此皆冬月伤寒之论也，夏月治病，何用拘拘于六经为哉？余闻而叹曰：人身之有六经，犹第宅之有门户也，何人不由此道？何病不由此经？岂以冬则用之，夏则废之哉？信斯言也，吾知

---

① 大汗出……四逆汤主之：语出《伤寒论·辨厥阴病脉证并治》。

若①人当夏月必无五脏六腑在腔子里也，世间裁云种电之议往往有此，有志斯道者慎勿为其所惑。

附：三阴传经直中辩

一日，问于雷溪郊倩程师②曰：世俗谓三阴传经为热，直中为寒，然乎否乎？师曰：不然。六经之为寒为热，皆本经所自具之气体之分量，非关外邪之能变革之增减之也。其间或有经体本属热而反得寒，乃其人本经素有伏寒根柢，传邪至此，伏气得挟之以呈形，若平人则无此矣。亦有经体本属寒而反得热者，乃邪气闭遏，传经不到所致也，彼强不致阻留，我界不受其焰虐矣。如太阳一经，标热而本寒，邪入之而发热恶寒者，非另有寒热之邪，亦非邪入之而另生出一番寒热也，乃触动本经之气使然耳。以触动本经之气故恶寒发热，犹之触动本经之络则头痛脊强，其理一也。阳明一经，标本俱热，故邪入之有热而无寒。然《伤寒论》中所列阳明寒证不一：如云食谷欲呕者，属阳明也，吴茱萸汤主之③；又云阳明病，若中寒不能食，小便不利，手足濈然汗出，此欲作固瘕，必大便初鞕后溏，所以然者，以胃中冷，水谷不别故也④；又云阳明病，不能食，攻其热必哕，所以然者，胃中冷故也，以

① 若：此。

② 郊倩程师：程应旄，字郊倩，清初医家，新安（今安徽徽州）人，著有《伤寒论后条辨》。

③ 食谷欲呕……吴茱萸汤主之：语本《伤寒论·辨阳明病脉证并治》。

④ 阳明病……水谷不别故也：语本《伤寒论·辨阳明病脉证并治》。

其人本虚，故攻其热必哕①；又云脉浮而迟，表热里寒，下利清谷者，四逆汤主之②；若胃中虚冷，不能食者，饮水则哕③；又云阳明病，谵语，发潮热，脉滑而疾者，小承气汤主之④；明日不大便，脉反微涩者，里虚也，为难治，不可更与承气汤也⑤。凡此诸证，皆属本经自有其伏气，传邪至此，触动其根柢，虽当热而不热，反见寒症耳。以此上泝⑥太阳，若真武汤、四逆汤、桂枝加附子汤，及甘草干姜汤、茯苓四逆汤等症，种种不一，岂非本经向有伏寒，一经新邪触动，阳且变为阴，故有寒而无热乎？至若少阳，属半表半里，邪入之，触动本经之气，则为往来寒热。本经若无所伏，则可治以小柴胡汤。倘如本篇所云伤寒五六日，无大热，其人躁烦者，此为阳去入阴故也⑦，入阴则必为寒而不为热可知。何以据之？如本篇云：伤寒五六日，头汗出，微恶寒，手足冷，心下满，口不欲食，大便鞕，脉细者，此为阳微结，必有表，复有里也。脉沉，亦在里。汗出，为阳微。假令纯阴结，不得复有外症，悉入在里，此为半表半里也。虽脉沉紧，不得为少阴

---

① 阳明病……攻其热必哕：语本《伤寒论·辨阳明病脉证并治》。
② 脉浮而迟……四逆汤主之：语出《伤寒论·辨阳明病脉证并治》。
③ 若胃中虚冷……饮水则哕：语出《伤寒论·辨阳明病脉证并治》。
④ 阳明病……小承气汤主之：语出《伤寒论·辨阳明病脉证并治》。
⑤ 明日不大便……与承气汤也：语本《伤寒论·辨阳明病脉证并治》。
⑥ 泝：同"溯"。《玉篇·水部》："泝，逆流而上也。"
⑦ 伤寒五六日……阳去入阴故也：语本《伤寒论·辨少阳病脉证并治》。

病，所以然者，阴不得有汗，今头汗出，故知非少阴也，可与小柴胡汤。设不了了者，得屎而解①。细玩其文，唯其为阳结也，故云得屎而解，盖从阳治之而用大柴胡汤也。设此时而为阳去入阴之纯阴结，则必从阴治之，而得温而解无疑。仲景虽未指出，而见之于脉则曰沉紧，沉为在里，紧则为寒也。夫以邪传三阳之经，一或禀有伏寒，客且触之而从主化，况以三阴经之标本俱寒，岂有传经至此而寒反化为热之理哉？然则《少阴篇》中三大承气证，厥阴经中一小承气汤证，胡为乎来也？曰唯其不传经致此也。《阳明篇》中问曰：恶寒何故自罢？答曰：阳明居中，土也，万物所归，无所复传，始虽恶寒，二日自止，此为阳明病也②。缘阳明为五脏六腑之海，正阳用事，有热无寒。云居中土者，犹言宅中而图大③也；曰万物所归者，犹言五脏六腑皆奉其正朔④也，不惟从前传来之太阳尽去其寒而归于热，即从后未传及之少阳与三阴亦皆尽去其寒而归于阳明之热也；曰无所复传者，犹言跸踔⑤临此，六经已不檄⑥而定，虽有未传到之三阴，亦不复传到其界，

---

① 伤寒五六日……得屎而解：语本《伤寒论·辨太阳病脉证并治》。

② 问曰……此为阳明病也：语本《伤寒论·辨阳明病脉证并治》。又，《伤寒论·辨阳明病脉证并治》"土"作"主土"二字。

③ 宅中而图大：居于中心而谋划四方。典出汉代张衡《东京赋》。

④ 正朔：一年的第一个月为"正"，一月的第一天为"朔"。我国古时政权更迭，新朝常以改正朔、颁历法宣示其正统地位。

⑤ 跸踔：即驻跸，皇帝外出途中小歇。

⑥ 檄：古时官府文书之一，用于声讨或征伐。

而触动此经之阴寒矣。余故曰三阴之热证由不传经所致者此也。然在太阴，与阳明为表里，配帝作后，何妨于热？厥阴，从所不胜来，尚为微邪，且有少阴一经为蔽障，虽从阳明之热而不为剥肤①。唯少阴以水见土，一旦革去其寒，而以其热供币赋。少阴属水，本有寒无热，其热乃煎熬肾水而成海枯井竭，有立尽之势，此时望"传"之一字何啻大旱云霓？故以大承气急下之，大破阳明之堡护，使经得传则愈，盖经传则凡经之属热者自安其热，而经之属寒者得返于寒，故愈耳。以此言之，传经非热也，三阴之有热证，乃阳明入腑而不传经所致也。直中非寒也，直中之寒亦必自太阳始，在太阳亦必先中荣卫而微见表证，如发热、背恶寒之类。此时治法，宜从《太阳篇》中云证②象桂枝，因加附子参其间，增桂令汗出，附子温经，亡阳故也。唯不知温经而误用他药，以致亡阳厥逆顷刻而作，遂名之曰直中。其实非直中也，原从太阳经传来。若不因于传经者，乃三阴自病，或中寒所致，此属内因，与风伤卫、寒伤荣伤寒之属外因者何涉？伤寒之阴证必待传经至此，方成不治。故少阴、厥阴死症多在六七日上，以从前漫不经意于温，六七日邪传至此，温之灸之，已无及矣。缘其人肾虚有寒，伏在平素，一遇伤寒经传至此，遂成脏厥也。何谓脏厥？《伤寒论·厥阴篇》云：伤寒脉微而厥，

---

① 剥肤：灾祸及身。典出《周易·剥卦》。
② 证：《伤寒论·辨太阳病脉证并治》作"病形"二字。

至七日肤冷，其人躁无暂安时者，此为脏厥。随续一篇云：伤寒六七日，脉微，手足厥冷，烦躁，灸厥阴，厥不还者死。夫以脏厥之证必待七日方见，使为直中，则旦发夕危，否则六七日前病者亦能觉察，急急从事于温，何至延捱六七日方见吐利四逆、发热躁烦等证而死哉？故知三阴之寒证皆传经之寒，非直中之寒。直中之寒，内因也，非外因也。学者打破此间疑障，用攻于阳明既入腑之时，则三阴自不死于热，用温于三阴未到经之前，则三阴自不死于寒。世人于阳明入腑之证，知用攻者多矣，而于三阴未到经之前，厥逆等证未具时，辄用温者几人哉？唯其知直中之寒，而不知传经之寒，故迁延至于六七日，而成其脏厥之证，至此则有阴无阳，虽仲景再来，徒增浩叹①耳。

中 风

黄冲霄，年四十九，患中风，口角歪斜，痰涎壅盛，六脉俱伏，人谓其脉绝，不可救矣。予曰：真气素虚，风邪卒中，故脉多沉伏。譬之暴客猝然入室，主人未有不屏气敛迹者。旧说谓口开心绝，手撒脾绝，遗尿肾绝，今并无此三症也。其眼虽闭，终与眼合肝绝者有别，以闻人言能略开一线也；其喉虽响，终与声如鼾肝绝者有别，以声随痰为升降，非有呼无吸也。急投以胆星三钱，木香二

---

① 浩叹：长叹，表示无奈。

钱，附子二钱，加人参五钱，桂枝一钱，橘红一钱，二剂而口正。继用六君子汤，痰气亦平，饮食如故。后用十全大补料作丸，与六君子汤相间而服，遂获全瘳。

一人患目吊口喎，面肉瞤动，蹒跚而求生计。余叩①其病至此，何不就医求药，尚匍匐于道路耶？患者曰：家贫乏食，何力赎药？余怜而慰之曰：无伤也，此是阳明胃土之筋病也。为之针地仓，透颊车，复针合谷、泻陷谷而愈。

一人素讲房术，年近六旬，中风左瘫，大便艰阻，唇缓流涎，舌强不能言，时多哭，如是者一年矣。左脉寸尺俱不应，右脉大而无力。众医利其饶裕②，许其百日内全愈。及至半载后，诸症愈甚。予往视，诊其脉，谓其家人曰：左枯已不能复，只宜培右，以保桑榆③可也。多欲之人久服燥热诸药，心气耗散，胃液干枯，心胃之标本相失，则膻中之宗气散，不能周布于经脉，故为偏枯。且肾劳则脉不上循喉咙，挟舌本，故舌强不能言。其多哭者，以肺气虚故耳。为之定方，以六君子汤加黄芪，和荣汤相间治之。如痰盛，以至宝丹治之。

暑

一人素嗜酒，夏月乘凉大醉，忽身发热，渴欲饮水，

① 叩：询问。
② 饶裕：富裕。
③ 桑榆：晚年。

小便不利，色如血。胗①其脉，浮而洪，左尺独甚，断其为酒热引暑并入小肠也。以猪苓、茯苓、泽泻、白术、川连，大料煎，调辰砂六一散与之，小便如倾而痊。

一人当夏月四肢怠惰，饮食无味，时寒时热，小便频数。众人皆以疟治，渐至目中溜火，视物不明，头痛时作，大便秘结。咸谓寒热之症，投以大剂苦寒攻克之药。余诊其六脉，浮而无力。投以黄芪人参汤，补天元之真气，救庚辛②之不足，两目清爽，头痛随愈。惟大便不通，加羌活、防风各一钱五分，一服而快。黄芪一钱五分，人参八分，白术八分，苍术五分，陈皮三分，甘草三分，归身一钱，麦冬五分，黄柏四分，神曲五分，升麻三分，五味二分。此症有欲用五苓散者，余力争以为不可，小便已数而复利之，必泻真阴，竭肾水，将来不免损目矣。幸伊戚粗知医，深信余言而止。

一人伤暑，其脾胃素虚，心火亢盛，烦悗③不安，时有发狂之状。余用六味地黄汤加炙甘草、黄连，使肾水旺而心火自降，三剂奏功。

霍 乱

一人夏月冒暑远行，途间吐泻交作，抵家即昏仆，六

---

① 胗：同"诊"。《类说》卷五十引《孔子杂说》："胗不止脉也，视物亦可为胗。"

② 庚辛：指肺脏。

③ 烦悗（mán 蛮）：烦闷。

脉俱伏。延医治之，辞以脉绝不救。余闻而知其霍乱也，往覆其手诊脉，摸其心腹甚热，手足厥冷。先针足三里穴而苏，取其泻六腑之热也，再投以藿香正气散而愈。

一人夏月多食瓜李及冰水，食留不化，胸中痞隔，烦躁不宁，夜卧于庭，复中风露，遂吐泻交作。先以广藿香煎汤，调苏合丸投之，继以六和汤和其六腑，一剂霍然。

砂仁一钱，半夏一钱，杏仁六分，藿香一钱，香薷一钱，厚朴八分，木瓜五分，扁豆八分，人参六分，甘草三分，赤茯苓六分。

一少年，饮冷受伤，腹痛吐泻，手足逆冷，脉沉而迟。余用附子理中汤加茯苓，病家惊骇，谓痛无补法，何骤用人参？时当盛暑，何骤用附子？余不得已，改用大顺散，干姜一钱，肉桂六分，甘草六分，杏仁六分，煎，冷服，病稍减而脉如故。余将前方碾为末，投之而愈。

湿

一人恶寒发热，身重自汗，骨节疼痛，腰脚尤甚。始惑于箭风之说，针挑火焠，既而认作伤寒，投以小柴胡汤，势转烦剧。余诊其脉，浮虚而涩，询其二便若何，患者曰：小便时通时涩，大便多泄。余曰：此伤湿也，宜用除湿汤，不宜误用黄芩也。用苍术、白术、陈皮、藿香、茯苓、半夏、厚朴、干姜、枣子，加桂枝，一剂知①，三剂愈。

一人伤湿胸满，呕吐头重，身重而肿。医以渗湿汤治之，忽增咳嗽，胸痛欲裂。余曰：此症上燥下湿，渗湿汤中丁香、干姜、苍术非其选也。何不用拈痛汤加减治之乎？为之定方，用当归、干葛、升麻、茵陈、羌活、防风、泽泻、黄芩、甘草、人参、白术、知母、猪苓，另以鲜百合一两浓煎二碗，入前药同煎，频频饮之，数日而愈。或以燥湿合病为怪，倩人难余②，余曰：湿虽属之太阴脾土所化，然土兼四气，先哲云阴盛则金胜，合为燥湿③，今症胸满干嗽，明系肺燥于上，脾湿于下，当是长夏伤于湿，至秋复伤于燥也。

一妇人，腹中胀满，足胫胕肿④，腰痛不能转侧，小便秘，大便溏。本是湿气入肾，所云至阴盛则水胜，合为阴湿⑤之症也。病家闻拈痛汤治前症之妙，尤而效之，面目浮虚，气逆喘急。延余诊视，六脉沉细，余曰：前证呕吐头重，湿淫上焦，故升散得宜。此症足肿腰痛，湿淫下焦，误用升提，水气随之上涌，故不惟无益，反致气喘、

---

① 知：病愈，此为好转。

② 倩人难余：找人来诘问我。倩，求请。

③ 阴盛……燥湿：语本《推求师意》卷下。又，《推求师意》卷下"燥湿"作作"燥热"。

④ 胕（fū 夫）肿：水溢于皮肤。见《素问·水热穴论》。

⑤ 至阴盛……合为阴湿：语本《推求师意》卷下。又，《推求师意》卷下"阴湿"作作"寒湿"。

面目浮肿也。急以五苓调六一散利其小便，随进真武汤加干姜温中镇水，计日奏效。

一人患风湿，骨节掣痛，不得屈伸，身肿。医以麻黄汤发其汗，汗大出而肿不退。意欲再投前剂，延余决疑。余曰：前方未尝谬也，但宜微汗之，不可过汗。今误大汗，风虽去而湿未除，故不愈也。用胃苓汤二剂而愈。

苍术、厚朴、陈皮、甘草、赤茯苓、猪苓、泽泻、桂枝、白术，加干姜。

燥

一老人，患嗽经年，喉间作痒，大便干结。诊其脉，数中兼涩，所服多寒散之药。余曰：此燥症也，可勿药而愈，只须日啖猪肉半斤，醇酒几杯，常令肠胃滋润，便是良药矣。病人喜形于色，果如余言，嗽止便调。后定丸方：熟地四两，当归三两，山药三两，枸杞子三两，山萸肉二两，白芍二两，生地二两，肉苁蓉二两，玄参一两，此乃大补地黄丸减去黄柏、知母也，善治精枯血涸，一切燥热。

一人泄泻两昼夜，手足痿软，口燥咽干，面皮皱揭，脏腑间似痛非痛，有无可奈何之状。察其脉，细涩而微，知其下多亡阴，肠胃枯涸之故。教以猪油作羹汤啜之，以八仙糕啖之，两日而起。猪为亥兽，补肾，其油大能润燥。

八仙糕方：人参、茯苓、扁豆、莲肉、薏苡、山药、糯米、香粳、白糖。

一寡妇，面红唇裂，遍身疼痛，手足瘝疢，咳嗽便难，疑是痨瘵之症。余诊，其脉数而长，左关尤甚，知其火无所制，燥热使然。用黄柏、知母、天冬、麦冬、远志、白芍、生地、当归、川芎、白术、广皮、甘草四帖，六味地黄丸一斤而愈。

一人胸膈膹郁，气喘咳嗽，大便燥结。余切其脉涩，知其为肺燥也。用喻嘉言清燥救肺汤，十剂霍然。

桑叶三钱，石膏二钱五分，煅，甘草一钱，人参七分，胡麻仁炒研，一钱，真阿胶八分，麦冬去心，一钱二分，杏仁炮①，去皮尖，炮黄，八分，枇杷叶一片，去毛，蜜炙，水煎，频频滚热服。

一人咳嗽三月，口鼻气热，四肢渐瘦。余切其脉，决是燥症，用干地黄煎与之，一月而愈。生地黄五两，牛酥一两，生姜汁一两，蜜一两，鹿角胶五钱，先将地黄入铛内，慢火煎浓汁，去楂②再煎，手不住搅，约五六沸下酥，又五六沸下蜜，次下胶，又下姜汁，慢火煎，候如稀饧③即住火，不时服。此方治小儿疳劳最妙也。

---

① 炮：此字疑衍。
② 楂：同"渣"。元代张宪《寄山中隐讲师》："无因净查滓，来共上堂钟。"
③ 饧（xíng 行）：糖稀。

火

一人大怒后，肝火炽盛，两目肿赤，口苦咽干，胸中嘈杂，腹中时痛，六脉上盛下虚。余投连理汤二剂，用黄连以祛上焦之热，用参、术、姜、甘以救中焦之寒，随用八味地黄丸继之而愈。

费业师①，多饮火酒，脱肛下血。用黑豆五钱，金银花三钱，人参一钱，生草一钱，当归一钱五分，川芎八分，白芍一钱，升麻一钱，生地三钱，白蔻七分，苍术八分，黄芪五分，生首乌一钱五分，黄芩五分，二剂而愈。

一僧患病，恶寒鼓栗，目昧耳聋，昏冒不知人事。切其脉则洪数而有力，明知其火症，而一时未敢决也。以冷水少少与之，一吸而尽。遂用人参一钱，石膏二钱，知母一钱，甘草一钱，粳米一撮，煎服，稍安。再并两剂为一剂，增薄荷叶八分投之，汗出而愈。

一老人，向多火症，或咽喉肿痛，或两目肿赤，或口舌生疮，或头疼齿痛，时当冬月，卒然齿痛不可忍，转治转剧，几不欲生。延余视之，两手脉上盛下虚，两尺浮而无力，知是命门火衰，龙火飞腾，向来治者大都以水湿折之，故无效耳。用附子一钱，肉桂八分，山楂二钱，枳壳七分，熟地二钱，丹皮八分，泽泻六分，山萸一钱，茯苓

---

① 业师：对曾为自己授业者之称。

八分，山药一钱，浓煎浸冷服之，一剂霍然。

水 论

病机之切于人身者，莫甚于水火。今人每详于火而略于水，岂谓救焚可不拯溺乎？而非也，不过以风、寒、暑、湿、燥、火六气之内未曾列水，遂印定眼目，缺焉不讲。即间有一二明眼，亦止比例于湿，彷佛治之，以冀幸于万一。独不思火就燥，燥与火为类，而燥非火也，水流湿，湿与水为类，而湿非水也。相类维何？如础之润，湿也，而甚则流水，如人之汗，湿也，而多则流浆。苟得风以散之，日以暄之，鲜有不熯①干者。若乃洪水泛滥，陆地俱沉，洿②下者荡为巨浸③，即高阜者亦致淖泥，苟非疏瀹④决排以注之江海，其能土耕而谷熟乎？病者患此，亦必疏浚与按镇兼施，然后肾得安而脾得燥。若徒以风药燥药治之，断无益也。况湿属太阴，主长夏，水属太阳，主于冬，脏腑别而阴阳殊，何得狃⑤治湿之法以治水哉？

---

① 熯（hàn 汉）：干燥。
② 洿（wū 污）：低洼。
③ 巨浸：大的湖泽。
④ 疏瀹（yuè 跃）：疏导。
⑤ 狃（niǔ 扭）：拘泥。

水①

一人口渴舌燥，不欲饮，不得卧，卧则喘，心下若怔忡。或用天王补心丹治怔忡，或用湿胆汤治不眠，或用地黄汤治燥渴，医药乱投，腹中作胀。又认癖积，索余上池膏贴癖。余见其目窠肿如新卧起之状，按其腹，随手而起，决其为水也。以小青龙加减消水，继以四逆汤培土，不数剂而愈。乃知口渴舌燥，因水气上逆，心火浮游，故虽渴而不欲饮也；其怔忡者，水停心下曰悸②之谓也；不得卧，卧而喘，经曰是水气之客也③，夫水循津液而流也，肾为水脏，主津液，主卧，主喘，惟肾有病，故水不顺行，喘不得卧也。

一人患嗽，腹中雷鸣泄泻，泻后则嗽稍宁。治嗽之药，不啻十易其方矣。予诊其脉沉，知其有水气也，水上行则嗽，下行则泻，泻则水去而嗽止耳。先投小青龙汤去麻黄二剂，再投理中汤二剂而安。

一人患水气，咳嗽而喘。误认伤风，概投风药，面目尽肿，喘逆愈甚。余曰：风起则水涌，前药误之也。以真武汤温中镇水，诸症俱平。

黄成子尊阃④，得饮则吐，食不下，药不得入，不得

---

① 水：原缺，据文例补。
② 水停心下曰悸：语本《金匮要略·痰饮咳嗽病脉证并治》。
③ 是水气之客也：语出《素问·逆调论》。
④ 阃（kǔn 捆）：古时妇女所居的内室，因用为对他人妻子之称。

已而求救于祝由①，无益也。余察其脉，知为水逆之症，用五苓散加广藿香。成子曰：若仍用煎药，恐不纳奈何？余决其必受，投之果然。继进控涎丹二服，又定煎方：茯苓、半夏、广橘红、苍术、厚朴、白蔻、藿香、干姜、乌梅、甘草、生姜，后以济生顺气丸投之，遂愈。

一人四肢浮肿，小便不利，腹胀喘急，饮食不化。切其右寸脉浮，余脉俱沉。为定乌鲤鱼汤：乌鲤鱼一尾，赤小豆、桑白皮、白术、陈皮各三钱，葱白五茎，水三碗同煮，不用盐，先吃鱼，后服药，俟水利，继以八味丸调理。不听，误用舟车丸大下之，腹胀而死。或问其故，余曰：牵牛、大黄、甘遂、芫花、大戟，通可去塞也；陈皮、青皮、木香，辛可去滞也。凡水证形气俱实者，斟酌用之。若概而施于虚人，祸不旋踵矣。须知水气一证，由于足太阴脾之健运失职，手太阴肺之治节不行，足少阴肾之关门不开，并其腑膀胱之气化不行，故经云三阴结谓之水②。苟不照料脾、肺、肾三经，而徒以峻药下之，水虽去而真气耗，转盼③复聚，鲜有不翘首待毙者。余所以用乌鱼暖胃行水，葱白开鬼门，赤豆洁净府，桑白皮清肺，白术、陈皮理脾，一方而数善备焉，其如人情之贵霸术而贱王道何也？

---

① 祝由：指巫师。

② 三阴结谓之水：语出《素问·阴阳别论》。

③ 转盼（xì 细）：转眼间。盼，视。

疟

一人患疟，间日一发，辰时寒热，夜半凉已多汗，左脉弦而洪，右脉弱。法当泻左而培右，用苍术、香薷、厚朴、青皮、柴胡、陈皮、半夏、紫苏、黄芩、桂枝、升麻、生姜，二剂，左脉渐平，右脉已起。用升麻、柴胡、甘草、白术、归身、桂枝、半夏、陈皮、白芍、姜、枣，又二剂而两手脉俱虚濡。急为养正，以人参、升麻、半夏、陈皮、柴胡、白术、归身、青皮、泽泻、厚朴、黄芩而愈。

一人感冒后变疟，辰刻发，申刻止，下血积，口苦溺黄，脉芤。此三阳邪热也。用大黄、柴胡、半夏、甘草、干葛、当归、黄柏、山楂、黄芩、知母、木通、山栀、紫苏、金银花、红花，两剂而愈。

一妇人，每年发疟，缠绵不已。乙巳秋复发，自揣决难速愈。余诊其六脉弦长，乃疟之正脉也，且频频呕吐，吐中便有升发之意，决其不数作而遂瘳，果以四剂而愈。

第一方：柴胡、青皮、半夏、橘红、甘草、黄芩、厚朴、生姜。

第二方：鳖甲八分，柴胡八分，白术分，半夏八分，橘红八分，当归一钱，何首乌三钱，茯苓八分，甘草四分，人参一钱。

吴钦文，暑疟，用清暑益气汤加减治之，桂枝、陈皮、神曲、苍术、干葛、升麻、半夏、青皮、五味子、麦冬、厚朴、甘草，三剂而疟止。单热，不思食，又疏一方，柴胡、黄芩、人参、甘草、半夏、石膏、知母、桂枝、白术，继服补中益气汤加白芍、麦芽、神曲而愈。

一妇人，怀孕八月患疟，胎气渐欲堕，脉虚多汗。余用人参五钱，黄芪二钱，白术二钱，黄芩二钱，甘草五分，川芎五分，当归一钱，白芍一钱，生地一钱，二帖疟止，胎亦固。

一人久疟不已，为取十宣出血而愈。

痢

一人患下痢脓血，势甚危。诊脉毕，余曰：无妨也，用平胃散，三四剂当愈矣。伊亲有粗知医者，逢迎病者之悭^①，云平胃散乃苍、朴、陈、甘也，乃诣药铺撮四剂，服之无少效。复来相召，明言其故，余用洁古加减平胃散：白术五钱，厚朴五钱，陈皮五钱，木香三分，槟榔三分，甘草一钱五分，桃仁、人参、川连、阿胶、茯苓各一钱五分，为散，分四服，生姜一片煎汤，调下而愈。

一老人，滞下，积劳积虚。用苍术、木香、厚朴、槟

① 悭（qiān 千）：吝啬。

榔、茯苓、黄芩、当归、甘草、白芍，第六日六脉尽脱，为急温之，虚回而痢自止。苍术、白术、肉果、茯苓、炮姜、甘草、山药，二剂痢顿减，脉亦渐复。其言病状，云里急后重，至圊不得便，下痢皆赤，则俱是热症矣，而神色尪羸①，六脉伏而不见，其所谓里急后重者，气陷血虚，经云虚坐努责②是也。若误投攻下之剂，无异操刃矣。故昔人称滞下一证，谓下白亦非全属于寒，盖谓脾不湿热，何能腐谷食而化为脓耶？如世之谷肉菜果，湿热甚则自化腐溃烂，理易明耳。故赤为热、白为寒之说断不可拘，总之临症察色辨脉，量其人之虚实而应之可也。

白术二钱，肉果一钱，砂仁一钱，干姜八分，肉桂六分，茯苓一钱，甘草五分，山药二钱，木通五分，当归六分，陈皮七分。

一仆妇，积虚之体，忽作洞泄，一昼夜以百计，而脉反滑大而实，其证为逆，且患巅顶作痛，裹以绵絮则稍减，由清浊之气不分，孤阳无附而上薄也。先与胃苓汤分利清浊，苍术、陈皮、茯苓、甘草、白术、泽泻、厚朴、肉果、肉桂，二剂而泻止。再立一方，以温中健脾，人参、白术、肉果、炮姜、肉桂、茯苓、甘草、升麻。

一童子，痢七日，里急下积，兼有血水，如陈腐屋漏，六脉洪数，身体发热。用木香、大黄、白芍、车前、

① 尪（wāng 汪）羸：瘦弱。

② 虚坐努责：语见《丹溪心法》卷二。

青皮、茯苓、甘草、广皮，二服愈。后方温养，人参、白术、陈皮、甘草、白芍、阿胶、煨姜、莲肉、桂。

一妇人，脾虚作泻，嗳气臌胀。人参、白术、茯苓、黄耆、肉果、甘草、橘红、五味、木香、桂。

一仆劳伤气血，泄泻下积，形神衰脱，六脉大虚。急宜温补，用人参、黄耆、白术、甘草、干姜、茯苓。服药后腹中作饥，小便亦利，仍用理中汤，加肉桂五分，干姜一钱，因两尺虚极，得温则土自旺，阳自回也。

一老妪，泄泻，不思饮食，肚腹膨胀，身发浮肿，自秋至冬，已三月矣。询其致病之由，为夏杪[1]恣啖冷物及凉水也。先与前剂一服，附子、肉桂、干姜、苍术、当归、腹皮、柴胡、升麻、陈皮、甘草、厚朴、米仁，病不增减。切其胃脉将绝，余脉浮洪，急用干姜五钱，山药八钱，红枣四十枚，同煮极烂，去干姜，令食山药、红枣，如是两日，口辄知味，小便通，大便减。再疏一方，干姜、肉桂、茯苓、猪苓、泽泻、白术、黄芪、厚朴、广皮、甘草，服四剂而愈。

一妇人，脾虚作泄，中满不思饮食。余用白术、苍术、泽泻、木通、茯苓、甘草、扁豆、厚朴、升麻、藿香、陈皮，泻稍止，腹中觉饿。一医投以补中益气汤加丹参，而胸中反闷。余胗其脉，知其胃气未清也，以枳壳、白术、麦

① 杪（miǎo 秒）：末尾。

芽、神曲、橘红、甘草、苏梗、白豆蔻、木香、乌药而愈。

程载翼尊阃，患噤口痢，六脉俱虚，右关独滑，症见身冷自汗，前板齿燥，口干舌燥，额上皮肉不能推移，小便五日不解，势甚危笃，诸医束手。余曰：此伤暑夹食也。以清暑益气为主加减治之，人参、苍术、神曲、麦冬、五味、香茹①、茯苓、干葛、红曲、白芍、桂枝、甘草、乌梅、木香、陈仓米，一剂而小便利，痢亦减。惟口干，冷汗不止，用白芍、人参、茯苓、白术、川连、石莲、甘草、川芎、木香、柴胡、广皮、神曲、桂枝、花粉、炒米，一剂左尺如旧，余脉俱有胃气。投以补中益气汤，忽又腹痛多泄，余知早用黄芪，不用姜、桂之故也，急以肉桂五分，当归一钱二分，赤茯八分，白术一钱五分，滑石一钱一分，陈皮八分，黑姜五分，黄芩七分，柴胡六分，木香八分，石莲一钱，用金银花三钱另煎汤二碗，加煨姜一片，枣二枚，乌梅一个，乳香三分，煎服，脐上贴上池膏，痢渐减。喉间有梅核状作梗，口苦，盖因中气虽建，阳气虽升，而肺气尚未开发故耳，用紫苏、桔梗、腹皮、藿香、白芷、白术、厚朴、陈皮、甘草、茯苓、半夏、人参、姜、枣以开提之，痢遂愈。一昼夜尚水泻十余次，此本病也，又疏一方，附子、肉果、人参、白术、山药、甘草、山萸、丁香、茯苓、巴戟、炮姜、莲

---

① 香茹：香薷。

肉、乌梅而愈。后定丸方，许其调经种子。或曰：载老尊阃，十年脾泄，十年不孕，谈何容易乎？服丸药两月，泄症全愈，果受妊生子。丸方：白术半斤，附子三两，良姜三两，干姜三两，苍术半斤，青皮一两五钱，陈皮一两五钱，茯苓二两，山药二两，当归二两，白芍二两，巴戟二两，山萸二两，人参二两，黄芪二两，甘草一两，肉桂一两，木香一两，泽泻七钱，益智二两，半夏一两五钱，枳实二两，香附两半，砂仁两半，鹿角胶四两，熟地二两，丁香一两，牡蛎二两，续断二两。

咳　嗽

浙江周翁，每逢盛暑背重如有所压，发嗽作泻者十年余矣。切其右寸无脉，右关浮数，余曰：此庚金见土而伏之义也。投以生脉散加升麻，二剂而瘳。周翁来谢，曰：公之术神矣。余奔走江湖，足迹几半天下，数载求医，从未有用生脉散者，公何见之确而用之当也？余告之曰：翁之恙本属肺虚，时当夏令，烈火烁①金，金畏火而下伏土中，窃母气以自救，犹婴孩之受惊而投入母怀也。假令中气旺者，自能保抱携持，泰然无恙。苟中土一虚，母气先已尪弱，又怜其子之受惊而欲救之，鲜有不子母俱病者。翁当暑辄病，病而不能静摄，日跋涉于道途，是犹三伏中

---

① 烁：通"铄"。《周礼·考工记序》："铄金以为刃。"陆德明释文："烁，义当作'铄'。"

鼓铸①，其金之销耗自倍于平时也。肺金虚，则橐籥②坏而机缄穷，周身之气俱随之而滞，为嗽为泻，所必致也。肺俞在背，如有所压者，肺伏之征也。关脉数中带浮者，浮为肺之本脉，金伏土中，故见于右关也。生脉散中人参补元泻热，麦冬清金消暑，五味酸敛，泻丙丁，补庚辛，加升麻以升提肺气，使之复还本位，譬之金风③动而玉露降，则炎歊④自失矣。周翁叹服不置。

一人患嗽，右胁刺痛。六脉俱虚，两尺尤甚，决其肾虚作咳也。用熟地五钱，山药五钱，丹皮一钱五分，五味八分，茯苓一钱，山萸一钱五分，橘红一钱，饴糖二钱，两剂咳顿止，刺痛亦减，仍前方加肉桂四钱而愈。愚按肾咳犹子之逆母也，治法须寓正名辨分之意，然后贼子惧而母得安。如培土以生金，生金即护母也；培土以克水，克水即治子也。或问曰：肾邪上逆，多属于虚，又从而克之，毋乃犯虚虚之禁乎？余曰：土能克水，然土能生金，金能生水，名虽为克，实与虚则补其母之旨正相合，正名辨分之中仍不失调停骨肉之义也。

一妇人，经水久闭，咳嗽三月不愈，自分必成痨瘵。余切其脉滑而紧，用温肺汤加瓦楞粉，二剂咳嗽顿止。求余通经之药，余曰：此痰闭经络，故月事不以时下，当用

① 鼓铸：鼓风、煽火以熔铸金属。
② 橐籥（tuóyuè 驼月）：鼓风煽火的器具。
③ 金风：秋风。
④ 歊（xiāo 消）：炎热。

滚痰丸及控涎丹之类大下之，然后健脾，自获全效，勿计功于旦夕也。不信吾言，遂成痼疾。

桂枝、麻黄、杏仁、细辛、白芍、甘草、干姜、半夏、五味、橘红、蚧粉。

一老人，痰嗽头眩，切其脉，寸关浮细，两尺独弦，此肾肝之阴逆冲于上也，当是恼怒所致，询之果然。用丹皮、肉桂、白芍、泽泻、砂仁、牛膝、白术、山萸、巴戟、陈皮、山楂，服二剂，病势减半。又立一方，白芍、甘草、半夏曲、泽泻、茯苓、白术、当归、杏仁、柴胡、青皮、人参、姜、枣、白蜜，四剂而愈。

一妇人，患嗽已久，肺脉浮滑，余部无神。为立煎方，百合、苏子、款冬、麦冬、陈皮、甘草、沙参、白术、五味子、半夏、桔梗，二剂而嗽止。复诊其脉，曰：病减而脉不减，是大忌也。脉贵有神，无神是无胃气也，交春可虞。果如期而殁。

一妇人，热入血室，发热作咳。用生地五钱，桔梗一钱，沙参五钱，橘红一钱，玄参一钱五分，知母一钱，当归一钱一分，前胡八分，天冬一钱，枇杷叶一钱，一剂瘥，两剂愈，兼进六味丸调理。

瘟　疫

一人恶寒发热，头痛腰疼，烦躁口渴。庸医欲汗之，余为力争云：此瘟病也，其人本虚，可误汗乎？症兼少阳阳明，宜小柴胡升麻葛根合而服之。

柴胡、黄芩、人参、甘草、葛根、升麻、白芍。

一人于五月间面赤头痛，大热而渴，自汗，脉数有力。用石膏一两，知母三钱，甘草一钱，粳米一勺，山栀一钱，豉二钱，童便一杯，水二钟，煎服，脉势稍平。继以大剂六味地黄汤加麦冬、山楂，三服而愈。

一人患疫发斑，势甚危。医用凉膈散加减主治，托伊亲持方问余，乃连翘、山栀、薄荷、黄芩、桔梗、淡竹叶、甘草、黄连、青黛，余谓此方甚王道，但不识口渴之甚与不甚，热势之衰与未衰耳。拉余诊视，口渴已减，热亦往来，惟斑未退。余曰：前方虽正，不如活人败毒散，辛平之中有人参一味大力者负荷其正，驱逐其邪，则指日可愈矣。已而果然。

羌活、柴胡、川芎、枳壳、茯苓、桔梗、人参、甘草。

膈噎

膈噎，是神思间病也。七情太过，五脏火动，熏蒸津液，郁而生痰，痰与气结，多升少降，遂使小肠热结而血脉燥，大肠热结而不能圊，膀胱热结而津液涸，三阳既结，则前后闭泣①不通，必反而上，经云三阳结谓之膈②

---

① 泣：通"涩"。《六书故·地理三》："泣……又与'涩'通。"
② 三阳结谓之膈：语本《素问·阴阳别论》。又，《素问·阴阳别论》"膈"作"隔"。

也。年高病久，血气已虚，纵使用药暂愈，其病随复，惟初病者及类乎膈噎者可治。有属火者焉，其脉必洪数而有力也，用药不嫌其凉润也；有属痰者焉，其脉或结涩，或滑疾也，用药不嫌其豁导也；有属水者焉，其脉或沉而迟，或沉而数也，用药不嫌其温利也；有属瘀血者焉，其脉多促结，其证必有痛处也，用药不嫌其通利也；有属寒者焉，其脉必沉细无力，其黑色必先见乎面也，用药不嫌其辛热也；有属郁者焉，其脉必寸伏而兼涩也，用药不嫌其升散也；有属食积者焉，其症必腹中痛，其脉必滑而数也，用药不嫌其消导也。若乃胃脘干槁，粪如羊矢[①]，趺阳浮涩，大肉尽脱，斯时滋血生津，恐痰涎转腻，健脾开胃，恐血液愈枯，虽岐黄再世，亦难援手。乃粗工欲以草根树皮冀望回春，求金无畏火之炎，肾有生水之渐，不亦迂乎？

一人患膈噎，痰嗽便燥。以人参利膈丸治之，不效，有时并丸药亦吐出。余见其喘急烦闷，背痛彻胁，脉来有力，知其老痰胶固膈间，药不得下故也。改用瓜蒌实丸为汤，瓜蒌仁二钱，枳壳一钱，半夏二钱，苦桔梗八分，神曲一钱，生姜三片，少加射香厘许，投之，下痰碗许，胸次稍宽。腹中漉漉有声，此痰气活动，流注肠中也，再投以控涎丹一服，下痰水半桶，后以六君子汤调理而愈。

---

① 矢：通"屎"。《庄子·人间世》："夫爱马者，以筐盛矢。"陆德明释文："矢，或作'屎'，同。"

一人反胃，眼下颧骨俱黑色，气上冲心，大便燥结，诊其右关脉细而附骨，寸口沉而横，此脾家有寒积也。以厚朴丸利之，一月而症减。

厚朴一两五钱，姜汁炒，川椒去目，一两，微炒，川乌炮，去皮，一两，紫菀一两，吴茱萸一两，汤泡，菖蒲一两，柴胡一两，桔梗五钱，茯苓五钱，官桂一两二钱，皂角去皮弦，炙，一两，干姜炮、人参各一两四钱，川连一两，巴豆霜五钱，炼蜜丸如梧子，每服三丸，渐加至七八丸，生姜汤下。

一人患呕逆，吐痰吐食，时作嘈杂，素知其人平日善咳善饮，复善怒。右脉浮大，左脉沉涩。用白术一钱，枳实八分，橘红八分，茯苓八分，香附、半夏各一钱，川连、槟榔、白蔻各五分，青皮、吴萸、甘草各三分，人参二钱，黄耆一钱，姜、枣同煎，连服一月，诸症悉愈。患者来谢，曰：加减枳术二陈汤不啻用过几十剂矣，向何不效，今何效也？余曰：公之右脉浮大，浮大则为气虚；左脉沉涩，沉涩则为气滞。惟虚，故滞也，疏肝快气之中不兼补中益气之法，所以求通而愈塞耳。重加参、芪，则枳术二陈之属皆禀令而奏绩已。

一人饮食辄吐，所出倍于所入，自分必死。亟用猫胞散，以猪肉汤调下，渐能纳谷，后以人参利膈丸推陈致新而愈。

猫胞散方：猫胞一具，乌药五分，小茴香一钱，半夏一钱，橘红五分，丁香二粒，碾成细末，加苏合油少许。

人参利膈丸：人参、当归、甘草、枳实炒、藿香各一两，木香、槟榔各七钱五分，大黄酒制，一两，为末，水泛丸如桐子大，每服五十丸。

吐 血

一人房欲过度，每遇春令必吐血，发后忽胸胁痛，唇口干焦，时而离魂欲脱。切其脉，微如羹上肥①。患者问曰：男女之欲，人皆有之，夫何使我至于此极也？余曰：相火寄于肝，藏于肾，随心之动静为起伏。房劳则火起于肾肝，游行乎三焦，龙飞电作，云兴水涌，肝家之血亦如之。今胸胁空痛者，肝无血养也；肝藏魂，肝失其职，故神不守舍而欲脱也。余每见树木凡植于路傍者，十有九空，亦以动则火起，木多泄气之故耳。紫河车一具，人参四两，鹿茸一对，地黄二两，阿胶二两，乌骨鸡一只，猪脊膂二条，羊脊髓二条，山药四两，莲肉四两，枣肉一百个，巴戟二两，山楂四两，远志一两，明矾二两，白蜜丸如梧桐子，每服百丸，枣汤下，服半年而愈。

一人患吐血，医用凉血之剂止之。将远行，邂逅遇诸涂②，自谓血症已全愈，止傍晚发热，及咳嗽未除耳。求余诊脉，洪大而数，几及六至。余曰：春得夏脉，一忌

---

① 羹上肥：《注解伤寒论》卷一："脉瞥瞥如羹上肥者，阳气微也。"
② 涂：道路。

也。况吐血之后尤忌洪数，尚当静养半年，俟秋凉束装①何如？果于夏月卒。

一人咳嗽吐血，身灼热，左胁如压重物，咳则刺痛，谵语，头不能举，举则气逆嗽剧，谷食不进者二十余日，诸药罔效。延余诊视，六脉洪大。余忆少时曾患此症，幸赖徐君同野疗治得生，因询其曾负重努力乎，侍者曰否，曾犯房事乎，侍者曰否。余用危言以激之，病者略为首肯。遂用大黄末一两，酒为丸，延胡一两，桃仁五钱，红花二钱，甘草一钱，桂枝一钱，芒硝五钱，煎汤送下，半日顷下血痰黑粪半桶，头渐举。再用前方之半，服而安寝。急用补中益气汤加童便，连服两月，服参觔外②而愈。此症若非身亲其恙，与病者自点其头，其敢放胆用药乃尔乎？可笑世人讳疾试医，以疗病为射覆③，设或误投，命殒顷刻，何其愚也！

呕　吐

一人伤风，身背发热，肩臂牵痛，胸膈满闷，每食第一口必呕，呕而复下。以香燥投之，不效。以疏散投之，又不效。不得已，用温暖镇坠下焦之药，投而辄吐。求治于余，余曰：此漏气症也。因上焦伤风，闭其腠理，经气

---

① 束装：整装（外出）。
② 觔外：超过一斤。觔，同"斤"。《字汇·角部》："觔，今俗多作'斤'。"
③ 射覆：古时一种游戏，将某物用器覆盖，让人猜测是何物。

失道，邪气内着所致。经云诸痿喘呕，皆属于上，今不治上而治下，宜其无功矣。照古方麦门冬汤作散，八日全愈。

麦冬三两，生芦根三两，人参一两，葳蕤一两，竹茹三两，白术三两，甘草七钱，陈皮一两，生姜二片，陈米一合。

一人每进食即发呃逆，两年后呕吐大作，趺阳脉迟而虚，病人畏呕，不敢饮食，食亦辄吐。幸大便溏而不结，且遍想喜啖之物，余知其胃气未败，止因虚寒不能腐熟水谷，投以东垣藿香安胃散，藿香一钱，丁香一钱，人参二钱，橘红一钱，为末，每服二钱，生姜三片同煎，凉服。

心 疼

一妇人，胃脘痛，按之转剧。疑是实症，而右关未见沉实有力之脉，且左脉皆伏而弱，知其饮冷血滞也，内服煎方，外贴上池膏而愈。

枳壳、木香、延胡、蓬术①、厚朴、陈皮、木通、乌药、桂枝、玫瑰花玫瑰花即徘徊花，本草所不载，用之自西洋始。西洋取花蒸露，主治最多。予因谛其色之鲜红，臭②之香甜，信其走血而入脾，用以治血郁如胸膈疼痛、经期作楚等症，试而辄效。吾愿世人放胆用之，普救一切，勿谓自我作古③也。

余妹胃脘痛，右关洪数，此火痛也。以黄芩、白术、

---

① 蓬术：莪术。
② 臭：同"嗅"。《集韵·宥韵》："臭，逐气也。"
③ 作古：不依古法，自创规则。

半夏、橘红、白蔻、黄连、山楂、茯苓、厚朴、甘草，煎，吞一剂而愈。

一人心疼，昼夜不已，间作怔忡之状。用人参一钱五分，白芍二钱，甘草五分，当归二分，青皮一钱，白蔻八分，石菖蒲五分，白茯苓一钱，远志五分，炒盐一匙，二服顿瘳。

一妇人，心头痛，切脉辨色，谛其为气郁痰凝也。用神授烧脾散投之，藿香、半夏、草蔻、青皮、良姜、延胡、厚朴、陈皮、石菖蒲、五灵脂、蚶粉、干姜、砂仁、神曲、麦芽、炒盐、赤芍，共为末，姜一片，葱白一个，煎汤，敷麻油少许，调末药吞下，立愈。

上池膏主治内外诸病一十四条，其心疼一症，奏效尤捷，每有汤药之所不能疗者，应手霍然，数年以来，经验者不下千余人矣，不胜枚举也。

虚　损

一人面黄肤肿，气短神疲，口渴咽干，内热咳嗽，脉现濡弱，两尺尤微。此精亏气损，阴阳两惫之症也。阳虚则肺虚，肺虚则津不足以充泽皮肤；阴虚则肾虚，肾虚则液不足以灌溉表里。经云忧悲伤肺，肺伤，不得不窃脾母之气以自救，故金耗而土亦亏；又云恐伤肾，肾伤，则无以滋肝子之气以敷荣，故木旺而土愈弱。当是忧恐所致，法当七分补脾，三分补肺肾，为投人参一钱，黄芪一钱，白术一钱，白茯苓八分，广皮八分，甘草五分，熟地一钱，山药一钱，丹皮七分，半夏曲八分，五味三分，姜、枣同煎，服十剂，有效。即以此方加料，炼蜜为丸，服两月而愈。

一妇人，多汗头眩，时欲离魂，因其烦躁，人皆以为火也，余曰：六脉将脱，焉得有火？阳往外走，将成亡阳。为之定方，人参二钱，附子七分，五味子五分，归身一钱，黄芪一钱五分，桂枝五分，白芍一钱五分，炙甘草六分，枣仁二钱，龙骨八分，防风六分，麦冬一钱，饴糖一钱，两剂而愈。

一人咳嗽吐红，内热虚烦，肌①肤瘦削者，二年矣。延余诊视，余曰：药多则伤胃。今胃气已弱，而复以汤剂投之，徒自苦耳。向有紫河车膏方，药少而味甘，不过六七日服尽矣。如法制就，服至第三日，痰如棉絮状者一涌如注，咳嗽除而虚烦愈。后以六君子汤调理，全瘳。

白壮紫河车一具去血，新布绞干，配生地黄四两切片，川椒末一钱，砂仁末五钱，用真白酒浆四饭碗入磁瓶②内，隔汤煮一昼夜，锅内频频添水，膏成取起，再用新白布绞去查，滤膏入磁瓶中，出火毒三日，每日空心服膏一茶杯，善饮者用陈酒调下，不饮者用白汤调下。

---

① 肌：原作"饥"，据文义改。

② 磁：通"瓷"。《五杂俎·物部》："今俗语窑器谓之磁器者，盖河南磁州窑最多，故相沿名之。"

一人房劳过度，两胫酸疼，腰背拘急，饮食无味，耳内风声，夜卧梦与鬼交，遗精盗汗，医药罔效。延予灸四花六穴①，诊其脉，辞之曰：仲景云：微数之脉，慎不可灸。因火为邪，则为烦逆，追虚逐实，血散脉中，火气虽微，内攻有力，焦骨伤筋，血难复也②。今脉虚数，本为精伤血少，而复灸之，将见元阴立涸矣。当用耘苗小丹，以渐增加，勿责速效，可望回春。病者如法调理，经年而元气始复。

熟地、肉苁蓉各六两，酒浸，五味子、菟丝子各五两，酒浸，柏子仁、天冬、蛇床子炒、覆盆子、巴戟酒浸、石斛各三两，续断、泽泻、人参、山药、远志、山萸肉、菖蒲、桂心、白茯苓、杜仲各二两，天雄制，一两，炼蜜丸如梧子大，每服三十丸，温酒送下，加至五十丸。

附：七损八益论

夫阳贵而阴贱，犹之天尊而地卑也，故扶阳抑阴，圣人每三致意③焉，不特医道为然也。但《阴阳应象大论》通篇于平列阴阳中隐寓扶阳之义，犹之讲夫和妻柔，而夫倡之义自见云耳，并未有损阴之说也。若阴果可损，则人身止须一阳足矣，何复有阳胜之病哉？夫一阴一阳之谓

---

① 四花六穴：亦名"崔氏四花六穴"，一种灸法，用于劳瘵虚劳等证。见《针灸大全》卷六。

② 微数之脉……血难复也：语出《伤寒论·辨太阳病脉证并治》。

③ 三致意：反复申明其义。典出《史记·屈原贾生列传》。

道，不可更胜也。阳胜则死于阳，阴胜则死于阴，故黄帝以调此二者为问，欲明乎阳如何而后不胜乎阴，阴如何而后不胜乎阳，俾斯民尽登仁寿之域也。然阳何以胜？非胜于阳之有余，乃胜于阴之不足；阴何以胜？非胜于阴之有余，乃胜于阳之不足。所以岐伯欲言调，先言用，欲言用，先言知，若曰不知持满，无由调也，积精全神，无他调也，能知七损八益，而后元精积充，元气内固，庶阴阳克底①于平，可以耳目聪明，身体轻强，老者复壮，状者益治。苟不知此，则阴气半而起居衰，阴痿而九窍不利，涕泣俱出，可见阴衰则阳亦随之，意在言表已，初非言损阴而益阳也。华元化云：阴宜常损，阳宜常益②。信斯言也，是男可无女，天可无地，生道不几息乎？况阳化气，阴成形，设无阴则无形，无形则无以载气，阳岂能独存乎？譬之灯然，阳，火也，阴，膏也，膏炷具而火忽灭，人以为风与湿夺之也，然亦阴不足以留之也，膏炷与火俱尽，则阴不足以奉阳也，故曰阴精所奉其人寿，阳精所降其人夭③。降者，屈服也，即阳衰阴胜之谓也。夫阴胜固不可，阳顾可独胜乎？明理如张介宾，其类注④亦仅取七为少阳之数，七损者言阳消之渐，八为少阴之数，八益者

---

① 底：达到。
② 阴宜……常益：语见《内经知要》卷上引"华元华曰"。
③ 阴精……人夭：语出《素问·五常政大论》。
④ 类注：指张介宾所著《类经》。

言阴长之由，谓阳不宜消，阴不宜长①。推其意，岂不本于阴阳之要阳密乃固，与阳强不能密阴气乃绝之训哉？然于此篇问答之旨初无涉也。愚按七八者纪日之数也，七损八益者该②男女而言，纪日而严其用也，非诠解阴阳二字也。人身三阴三阳，合而成六，因有亏欠，再加以一而七，则生意充矣。故血气每七日一度进长，《易》曰七日来复③，言有施泄者必至七日来复也。人于房室之事七日一犯，所生仅供其所泄，才复而又犯之，非损而何？若能逾七日而八日，即有一分之余，所生足供其所施，非益而何？从此益之，为二八、三八、四八，以至八八六十四日不犯，自然所用不竭其所生，阴平阳秘，精神乃治，永无更胜之虞。故曰知之则强，不知则老④，又曰愚者不足，智者有余，又曰同出而名异，智者察同，愚者察异，明明自下注脚，谓阴阳互根，无阳则阴无以生，无阴则阳无以成，阴为阳守，阳为阴使，特愚者析之为二，知者合之则一耳。由是知圣人立教，欲人于年壮有室之时⑤，及早宝啬精神，如积阳至大而为天，积阴至厚而为地，相交成泰，自臻不朽。至若王太仆以女为阴七可损，海满而血

① 阳不……宜长：语本《类经》卷二。
② 该：通"赅"。
③ 七日来复：语出《周易·复卦》。
④ 知之……则老：此句与下"愚者不足，智者有余""同出而名异，智者察同，愚者察异"语皆出《素问·阴阳应象大论》。
⑤ 时：原作"诗"，据文义改。

下，男为阳八宜益，交会而精泄，以用字解为房事，以泄精解作益阳，何异指斧斤为雨露？且于上下文义不知其作何联属也？谨论。

内　伤

一人鼻塞流涕，诊得气口脉大，当是内伤。用川芎、白芍、归尾、青皮、香附、延胡、丹皮、荆芥、羌活，服一剂，鼻塞稍减，大便三日不下。因内伤血分，热熏于肺，故作鼻塞；金受火制，则窃母自救，故脾土不润。先服润肠丸三钱，后与调和气血，归尾、白芍、蓬术、蒲黄、丹皮、延胡、橘红、川芎、桃仁、甘草，下宿秽黑色者甚多。又定一方，白术、人参、当归、茯苓、甘草、橘红、丹皮，调益中气而愈。

一人胸痛彻心，心痛彻背，多汗便鞭，胃脘痛，左脉虚，右关实，按之则剧，知是内伤。第一方用枳实、槟郎、陈皮、厚朴、黄芩、柴胡、归尾、蓬术、苏梗、甘草，第二方用当归、白术、茯苓、白芍、延胡、蓬术、黄芪、甘草、肉桂、姜灰，第三方用人参、黄芪、白术、当归、熟地、肉桂、干姜、丹皮、川芎、甘草、香附，每方各二剂而愈。

一妇人，半产之后冲任受伤，脐下少腹尝①痛，两寸

---

① 尝：通"常"，经常。

两关俱数，两尺微涩。误服寒凉，中州下陷，脾不统摄，时时下血，人见其血，愈用芩、莲①、栀、柏，其脉愈数。不知按之无力，即东垣所谓误服寒凉所致也，当以从阳引至阴之法温暖下焦，则上焦邪热自然降伏，古语不云乎日月出矣，爝火自息②? 熟地一钱，肉桂五分，山萸八分，牛膝五分，车前六分，熟附子四分，茯苓六分，山药五分，泽泻四分，丹皮七分，巴戟肉八分，延胡五分，小茴五分，煎服月余，经期已准，腹亦不痛。复来求定丸方，余即以前方加补骨脂一味。

一人发热痰嗽，右乳上下疼痛，小便黄赤，大便如脂，濒于死者屡矣。余诊其脉，右洪左涩，知其负重努力，遇春而发劳伤也。柴胡、青皮、赤芍、延胡、桃仁、杏仁、归尾、厚朴、麦芽、山楂、甘草、蓬术、白芥子、枳实、木香，共为末，煎吞，疼处贴上池膏，遂愈。

痰

一童子，吐泻日久，饮食减少，形体羸瘦。余问其平日肥瘦若何，其乳媪云：平时颇肥，一病辄瘦。余知其有风痰羁绊于脾胃之间，遵洁古水煮金花丸治之，愈。半夏一两，南星一两，寒水石_{烧存性}一两，天麻一两，雄黄一钱

---

① 莲：当作"连"，指黄连。
② 日月……自息：《庄子·逍遥游》："日月出矣，而爝火不息，其于光也，不亦难乎？"爝火，火把，亦指小火。

五分，白面四两，醋煮神曲为丸，生姜汤下。

一人吐痰，其形或如豌豆，或如葡萄肉，或如小鱼鳔①，啮之啧啧有声，时时升阻喉间，必咯出然后快。余撰一方，用绿海粉五钱，瓦楞粉一钱，草果一钱五分，乌药一钱，诃子肉五分，木香五分，数剂而愈。或问曰：是方未之前闻也，其义何居？余曰：海粉销痰，咸能软坚，且其状与病者之痰形相似，瓦楞、草果能搜老痰，然老痰之四旁必有稠粘之饮环裹，得诃子以开之，木香、乌药以疏之，气通而痰自降矣。

一妇人，目中见鬼，时作眩晕，腰痛，大便溏，脾脉独滑而濡。问其所见黄青鬼乎，病者曰然。余曰：此脾家有痰也。煎苓桂术甘汤，送下礞石滚痰丸，五日后泻出败痰，诸症俱愈。但少气身软，用六君子加苍术汤治之。

脾　胃

一人善啖而瘦，肌肤尝热，唇色常红，切其右关脉沉而数，余知其胃有伏火，食㑊之症也。用泻阴升阳汤，柴胡五分，甘草四分，黄芪五分，苍术八分，羌活四分，升麻三升，人参五分，黄芩四分，黄连二分，石膏五分，数剂而食减。后用保和丸调理，半年全愈。

山楂、神曲、半夏、陈皮、白茯苓、甘草、连翘、麦

---

① 鳔：原作"螵"，据文义改。

芽、白术，姜汁煮神曲糊为丸。

一楚贾，年近五旬，饮食减少，四肢乏力，夜卧不安。切其脉，告之曰：此劳役思虑损其脾也。以补中益气汤、六君子汤为主，归脾汤辅之，连服两月而愈。何以知楚客之病在脾也？以右脉浮大于左，且下坚而上虚也。越一年，复来吴门谢余，曰：赖公良药，得以强饭。近因咳嗽不得卧，服归脾汤减去木香而不效，何也？余曰：归脾汤中当归补肝，参、芪、术、草补脾，茯神、远志、龙眼、枣仁补心，各守一经，得木香一味疏畅调和，庶使肝心二经之药尽归于脾，故名归脾。若去木香，则上焦之滞气不调，何由使脾淫气于心，散精于肝乎？楚客心折，复求诊视。切其左脉，浮而紧，此风寒失表也，不宜误投人参。楚客曰：病果得之行路感寒而发也。余曰：凡火症用参，纵或误投，犹不为害。若寒症未散而骤用之，是闭门留盗矣。用小青龙汤去麻黄而愈。

一人脾胃作泻，阴火上升，目齿痛。时医以为火也，用苦寒治之，愈泻愈痛。切其脉，下部有脉，上部无脉也。余告之曰：此阳气下陷，阴火上升，不用升散而用凉降，使火无出路，故乘虚处上攻耳。以补中益气汤加干姜疗之而愈。所以然者，升中带温，则阳明之阳自回于太阴，而上焦之虚热得中焦之蒸腾而自退。

一老妪，病后失调，不思食，因而绝谷者月余，下部浮肿，切其右脉浮而迟，左脉沉而有力。此肝郁克脾也。

为之定方，肉桂、白芍、藿香、青皮、半夏、白术、干姜、陈皮、甘草、米仁、茯苓、当归，服二帖，浮肿退，胃口开。仍用前方，去藿香，加人参，又二帖而口苦，微发寒热。病者心慌，余慰之曰：发寒热，病将退矣。再立方，柴胡、升麻、半夏、人参、白术、茯苓、甘草、当归、肉桂、干姜、白芍、黄芩，少阳诸症悉愈。而脉渐虚微，余知其病退矣，于前方去黄芩、半夏、肉桂，加附子、陈皮、黄芪，四剂而霍然。凡木郁之症，服药后身发寒热者，此木气上升也，故知其病将愈。

一人善唉，不为肌肤，每食必汗，常患伤风，夜则发饱不安，右关脉浮之而数，按之则涩。问其向来所服何药，大都理中加黄芪、桂枝之类。余曰：症属脾阴，药属脾阳，宜其无效也。先哲云：阳土备化，阴土司成。凡受水谷之入而变化者，脾胃之阳也；散水谷之气以成荣卫者，脾胃之阴也①。今善唉，是脾胃之阳未常②伤也，止因脾阴不足，不能散精，故不为肌肤，多汗而易伤风耳。用山药、石斛、扁豆、五味、茯苓、白芍、莲肉、枣仁、广皮、山楂，二十剂而愈。

一人恣食糍糕，呕吐胸满。庸工连投大黄三剂，中气受伤，饮食不进者二十日矣。余诊其右脉虚而迟，望其面

---

① 阳土……阴也：语本《万氏家传养生四要》卷一。
② 常：通"尝"。《韩非子·外储说左上》："主父常游于此。"陈奇猷集释引太田方："常、尝通。"

色黑而黯，告之曰：本体虚寒，故易于伤食。连服大黄，年高人能堪此乎？以白术为君，干姜、附子、藿香、升麻、木香、甘草、茯苓、白芍、归身，二剂而愈。

鼓　胀

一妇人，产后久病，身半以下肿胀，脐突，小便不利。医以五苓散治之，不效。求治于余，余曰：先经断而后水胀，且病发于下，此血分也，当于血上求之。用调荣饮，官桂、细辛、甘草各五分，莪术、川芎、延胡、当归、槟郎、陈皮、赤芍、桑皮、大腹皮、赤茯苓、葶苈子各一钱，大黄一钱五分，姜一片，红枣二枚，煎服，服四剂，小便通而胀已。小腹有块如拳，知水虽去而瘀血尚结于胞门，非温无以化之也，急用夺命丹，附子末五钱，丹皮末一两，干漆一两，炒令烟尽，为末，将大黄末一两同好醋熬成膏，和前药末三味，丸如梧子大，温酒吞三十粒，后以温胃汤调理而愈。

附子、厚朴、当归、白芍、人参、炙草、陈皮各一钱，干姜八分、川椒三分，加香附一钱。

一人病胀，遍身黄肿。先投保命丹，日进三服者半月，再用胃苓汤调理而愈。

保命丹方：皂矾八两，肉从蓉一两五钱二味入罐内，火煅尽烟，香附子八两，麦芽十两，红枣八两煮熟，去核捣膏，右前味共为细末，枣膏和丸如梧子大，每服二十丸，好酒送下。

向有秘传禹余粮丸方，余屡试辄效。及检《证治准绳》，已备陈其妙，特附刊于下，以广其用，勿以成方而忽之也。

蛇含石三两炭火煅红，倾入醋中，候冷取出，研极细，禹余粮三两，真针砂五两先以水淘净，炒干，入余粮一处，用米醋二升煮干为度，再入炭中同药烧红，钳出，倾净砖上，候冷研细，羌活、木香、茯苓、川芎、牛膝酒浸、桂心、白蔻炮、大茴香炒、蓬术炮、附子炮、干姜炮、青皮、三棱炮、当归酒浸、白蒺藜各五钱，共为细末，入前药拌匀，以汤浸蒸饼和药，再杵极匀，丸如梧子，食前温酒白汤送下三十至五十丸。忌盐，一毫不可入口，否则发疾愈甚。

脚　气

一人素有劳伤，一日负重远行，归途遇雨，身发热而恶寒，如伤寒状，脉迟涩。余询其两足肿痛否，病者曰然。余曰：此脚气类伤寒也。用五积散，一剂而愈。

麻黄八分，肉桂四分，苍术一钱，白芷五钱，厚朴八分，陈皮六分，枳壳五分，川芎五分，甘草五分，当归五分，白芍五分，干姜五分，半夏一钱，生姜三片，葱白二根。

一人肾经素虚，冬月涉水，寒湿流注足少阴，恶寒发热，腹胀喘急，两足肿痛，昏聩欲寐。误认痈肿，委托疡医，渐至入腹冲心。余曰：此脚气也。肾乘心，水克火，祸不旋踵矣。急以黄柏、附子等分为末，津调作饼，贴涌泉穴上，艾火灸之，引其热下行。内用麻黄附子细辛汤加干姜、桂心、泽泻、五味、白茯苓、白术、炙草等分，姜枣为引，水煎，冷服而愈。此方一名附子左经汤。

一徽贾，脚气有触即发。因其多湿热，为定防己饮治之，十减七八。

防己、黄柏、槟榔、生地、甘草、苍术、木通、犀角、白术、川芎。

泄　泻

一妇人，脾久泄泻，不思饮食。用白术、黄芪、半夏、陈皮、木香、茯苓、砂仁、甘草、肉果、藿香、扁豆、香附，两剂，十愈其六。今当温肾，再用白术、扁豆、肉果、山萸、巴戟、陈皮、木香、茯苓、砂仁、藿香、甘草。

一妇人，水泻五六日，胸腹膨胀，不思饮食。责之肺气不能开发，用紫苏、腹皮、茯苓、厚朴、木香、甘草、藿香、人参、白术、姜、枣，二帖而愈。

一妇人，寒热自利而渴，遍身痛，足冷口苦等症，脉之，知其湿郁于内也。先服升阳除湿汤，升麻、柴胡、猪苓、甘草、羌活、泽泻、半夏、神曲、麦芽、苍术、益智、防风、陈皮、姜、枣、二剂而寒热泻利俱愈。但胸膈不开，心神恍惚，余断其痰饮为病，又改一方，用瓜蒌仁、枳实、白术、当归、茯神、枣仁、柴胡、桔梗、半夏、黄芩、甘草、广皮、桂枝、粳米、生姜，服二剂，足冷恍惚诸症俱除。只不知饥饿，二便不利，口苦未痊，又投以白术、茯苓、广皮、川连、柴胡、黄芩、麦冬、知母、甘草、枳壳、泽泻、车前、益智、地黄、玄参而愈。

一妇人，六脉弱极，脾泄腹痛。用白术、黄芪、人参、甘草、肉果、茯苓、肉桂、故纸、藿香、五味。

消 渴

一人患膈消，日饮茶无筭①，腹胀急。余曰：小便不利而渴，知内有热也。以蜜炙桑叶煎汤，代茶饮之而愈。因悟古人用缲丝汤，亦为蚕食桑叶而成蛹，且当茧缩之际，故能降心火，除手足阳明之热。

附 录

《内经》分寒热二段：经云少阳司天之政，三之气，炎暑至，民病渴②，又云少阴之复，渴而欲饮③，又云少阳之复，嗌络焦槁，渴引水浆④，是热助心盛而渴，治以诸寒剂，世之所知也；经云太阳司天，寒气下临，心火上

---

① 筭（suàn 蒜）：同"算"。《尔雅·释诂下》："算，数也。"陆德明释文："算，字又作'筭'。"
② 少阳司天……民病渴：语本《素问·六元正纪大论》。
③ 少阴……欲饮：语本《素问·至真要大论》。
④ 少阳之复……渴引水浆：语本《素问·至真要大论》。

从，嗌干善渴①，又云太阳司天，寒淫所胜，民病嗌干，渴而欲饮②，又云寒水太过，上临太阳，民病渴而妄冒③，是寒攻心虚而渴，治以诸热剂，则世之所未知也。

咽　喉

一人患双乳鹅④，甚危。用蛤蚆草捣汁，灶前梁上烟尘、明矾、冰片，好酸醋同捣，同鹅翎蘸药卷患处，吐粘痰，半日而愈。

一人患咽喉急症，水浆不入口。余思用药无益，急取少商出血，立愈。

一人患喉痹，痛连舌本。服甘桔汤十余剂，不差。求治于余，余曰：此系肾虚火冲，当用六味地黄汤加山楂、枳壳，破阳引阴。三服而愈。

一人患喉痹，诊其脉，下焦虚寒，昼则稍可，夜则转甚。用桂味地黄汤加山楂、枳壳而愈。

一童子，感冒后喉痹，饮食不得下咽，势甚危笃。用花粉、陈皮、粘子⑤、杏仁、旋覆、前胡、玄参、桔梗、枳壳、甘草、泽泻，顿愈。

---

① 太阳司天……嗌干善渴：语本《素问·五常政大论》。
② 太阳司天……渴而欲饮：语本《素问·至真要大论》。
③ 寒水太过……渴而妄冒：语本《素问·气交变大论》。
④ 乳鹅：即乳蛾。
⑤ 粘子：即鼠粘子。

耳

一人火嗽初愈，耳鸣，不聪于听。为定丸方，人参二两，归身三两，白术三两，熟地四两，五味二两，黄耆三两，茯苓二两，石菖蒲一两，黄柏一两五钱，沉香一两二钱，甘草一两，贝母一两八钱，天冬一两，百合煎汤送下。

朱裕公耳聋，脉之，知属肾虚，针灸后穴：百会、听会、翳风、曲池、合谷、三里，灸肾俞三壮。

一人耳聋头眩，乃肝火夹痰所致，法当升散，用柴胡八分，半夏一钱五分，苏梗五分，桂枝五分，赤芍八分，甘草五分，枳壳五分，川芎五分，陈皮八分，菖蒲五分，煨姜一片，枣一个，服四帖而瘥。

一人耳中出脓者二年余矣，偶检一方治之，愈。后屡试屡验，附刊于下：枯矾、龙骨研、海螵蛸、黄丹飞、干胭脂烧灰各一钱，麝香少许，共为末，先用绵条拭去脓，然后用鹅毛管吹药。

眼

一优人①，患目疾者三年矣，眼胞上下俱黑色，目眶渐小。余诊其脉，涩而微，尺滑而浮，此精亏也，当是色

---

① 优人：古代以乐舞、戏谑为业的艺人。

欲无度所致。询之，病者曰：果然，每夜必梦遗也。予曰：曾服药否？病者曰：服药三年，目疾愈甚，今渐咳嗽，觉内热矣。予为定方，用巴戟、肉桂、干姜、白术、当归、人参、黄芪、蒺藜、山萸、甘草，服四剂而愈。

侄女右眼外眦红丝上扳黑轮，中有白星一点。余见其面上肌肤粟起毛竖，诊其脉浮紧，知是寒束于表，热郁于里。用桂枝、白芍、甘草、升麻、荆芥、防风、干姜，二剂而红丝白星俱退。

一人两眼肿赤如弹，其痛欲裂，几不欲生。又生平不肯服药，求治于余。余曰：只须服大黄药，一二剂便瘥矣。病者畏药如酖①，曰：我来求先生符水耳。若汤药，宁死不服也。予曰：灵符法水，须兼用针，不识能忍周时之痛否？病者唯唯，予为取陷谷出血，写②足三里，再取外关、率谷，针出而眼开红退。

一乳妪，两目赤痛，口渴，脉之，知肾肝有火也。用当归、白芍、生地、茯神、甘草、甘菊、知母、黄芩、白术、丹皮。

一童子，年可十四五，一日暮忽目中见红光一道，自后昼则睹物如常，夜则雀盲不见。余曰：此肝虚也。用石决明一两，夜明沙一两，川连三钱，防风五钱，苍术一

---

① 酖（zhèn 震）：通"鸩"，毒酒。《说文通训定声·临部》："酖，假借为'鸩'。"

② 写：同"泻"。《说文解字注·宀部》："写，俗作'泻'。"

两，细辛五钱，熟地一两，为末，用羊肝一具，将肝切开，入药在内，扎紧，米泔水煮烂，将原药汁加蜜和，丸如梧子大，每服三十丸，不终剂而愈。

或问曰：俗称眼不点不瞎，而子秘点药方如异珍，何也？余曰：内病服药，譬之釜底抽薪，外障点药，譬之镜上磨垢，此古法也。世人只缘不明标本，方当风寒未解、火热未散之际，骤用苦寒点药遏抑其邪，故不惟无功，反致激发之患。若内病既成，外病已见，必须内外夹攻，点服并施，方能奏效。况点药各种不同，余曾入山，遇一风眼，红肿异常，教以生姜捣汁，和人乳点之，顷刻涕泪如注，肿消红退，然则点药有一定之方乎哉？无一定之方乎哉？

癫　狂

张安期令侄女，年十七，患癫瘲，或狂或愚。由于抑郁不遂使然，先宜开郁疏气，次宜护心安神。用香附三钱，乌药八分，檀香末五分，青皮八分，陈皮八分，生白芍二钱，甘草五分，半夏一钱，桂枝五分，山楂三钱，生姜汁，二剂。又用胆星一钱，枣仁一钱，茯神一钱，远志一钱，石菖蒲五分，朱砂三分，白芍一钱，广皮八分，防风六分，秦艽八分，姜汁，二剂。随定丸方，胆星一两，枣仁四两，附子七钱，茯神三两，朱砂七钱留一钱为衣，人参一两，菖蒲一两，乳香七钱，远志二两，鹿角胶二两蛤粉炒成珠，龟板胶二两另烊，入猪血内，鳖甲一两醋炙，龙骨一两火煅，取猪心血同龟胶和丸，如不稠，用面少许同调，丸如弹子，约重一钱，朱砂为衣，金箔裹之，薄荷汤化下，子午时各一服，取效。安期手书谢曰：舍侄女惊痫之症，自三岁已然。今六月中顿发，其状可怖。初有友人用牛黄八宝丹、肥皂丸服之，吐而又下，乃愈。愈后不过一月，今又转剧。承道兄诊视，即赐尊剂，当此狂躁之际而施以参、附，时流鲜不骇倒。然非此导火归源之法，而徒为头痛救头，安保其不复耶？丸方制就，已服数次，顿觉神闲气定，相其病状，纤翳不留，可卜①其永不复发矣。感深肺腑，无可将报，奈何？舍侄舍侄妇俱叨荷②神剂，各各奏效，阖门戴德，惟有顶祝勿谖耳。

一妇人，惊狂，医以茯神、枣仁之类治之，不效。余诊其右脉滑数有力，左寸关洪数，告之曰：此症惊而夹食，兼之怒气伤肝，先当疏达肝气，消食消痰，然后安神。用枳实、青皮、竹茹、茯苓、山栀、丹皮、白芍、胆星、归身、甘草、红曲、乌药、山楂、生姜、丁香，二剂，下黑粪。再用川连、吴萸、苍术、枣仁、丹皮、朱砂、广皮、白芍、茯神、半夏、黑姜、神曲、木香，后加人参，调理而愈。

---

① 卜：预料。
② 叨荷：承受。

痛　症

一妇人，胸连背刺痛，群然以为箭风矣。及切其脉涩，知其有瘀血也。用延胡索、蓬术、五灵脂、草豆蔻、青皮、归须、橘红、枳实、甘草、木香，作散，每服五钱，四日痛止。而左脉大虚，作怔忡之状，此血去无以养心也，又定后方，人参、归身、白术、茯神、枣仁、远志、熟地、甘草、白芍、丹皮、香附，水煎吞。

一人患右胁痛引缺盆，左脉弦，右脉涩，肝木乘脾之证，且其人素有痰饮，用柴胡八分，半夏一钱，人参八分，黄芩八分，桂枝五分，赤芍八分，花粉五分，牡蛎八分，炮姜五分，桔梗八分，甘草五分，枳壳五分，枣子同煎，二剂，再用黄芪一钱，白术一钱五分，归身八分，陈皮八分，甘草五分，人参一钱，柴胡五分，升麻三分，半夏八分，益智五分，木香三分，丹皮八分，姜、枣，四剂，呕痰碗许而愈，以吐则气升，水气得达也。

尤季明，两臂肿痛不能举，服药无效。余为取肩颙、风市、委中穴针之，顷刻而屈伸如意。

一少年，善没水中，秋月遍身怪痛。误服草头方①，引寒湿入里，肚腹膨胀，大小便俱闭。投以秘方立马捉痛丹一丸，战汗出而愈。

---

① 草头方：民间所用的草药方。

一人四肢掣痛硬肿，不能转侧，两股尤甚，六脉紧数。投以捉痛丹，不效。余断其刚痉也，用麻黄、桂枝、细辛、厚朴、陈皮、川芎、当归、半夏、苍术，一剂，脉紧改洪，口臭失气，二便不通，梦语喃喃。用麻黄、桂枝、葛根、防风、防己、杏仁、大黄、独活、甘草、木通，一剂微汗，大便解。痛不减，用威灵仙、当归、羌活、苍术、甘草、茯苓、防己、泽泻、猪苓、木通、秦艽、桂枝、生地，煎吞，外以万应膏贴肩颙、天窌、环跳、委中八穴，半日全愈。

痿痹论

痿为不足，痹为有余，不足者内伤也，有余者外感也。痿因血少气虚，火盛制金，虽有筋、脉、骨、肉之别，而诸痿生于肺热、治痿独取阳明二语足以该之，故治法以清燥滋阴为主；痹因风湿寒并，凝著为病，纵有筋、脉、骨、肌、皮之别，而风胜者为行痹、寒胜者为痛痹、湿胜者为着痹三气足以括之，故治法以温经通滞为先。今人一遇痛痹，辄呼箭风，惟事针挑火焠，禁服汤丸，禁贴膏药，惑世诬民。往往大方家①当伎②穷之际，亦党而同之，转相荐引，岂痛风、白虎、历节诸名曾未识之乎？良可慨已。

---

① 大方家：大方之家，此指一般所称之名医高医。典出《庄子·秋水》。
② 伎：通"技"。《说文通训定声·解部》："伎，假借为'技'。"

痿

一人久卧床褥，手足痿弱，不能举动，腹中癖积上攻，饮食减少。余谓脐下一块，此病根也。肾经虚寒，不能生土，以致阳明之虚者，一也；肺金受制，绝寒水生化之源，木寡于畏，恣其克土，以致阳明之虚者，二也。痿躄之病，所从来矣。用清滋，恐妨脾胃；用温补，恐增湿热。以健步丸加减治之，外贴上池膏而愈。

花粉酒炒、炙甘草、滑石远志汁炒、防己、泽泻、黄芪、川乌、肉桂、苍术、黄柏炒、威灵仙、神曲、归尾、羌活、桃仁，酒湖丸如梧子大，每服三钱，用生脉散煎汤送下。

一人足痿腰痛，头不能举，强起则耳聋，大便燥结，昼则烦躁，六脉细数，确系肾虚所致。用补阴丸加附子反佐之，连服半年而瘳。

熟地四两，龟板胶二两，黄柏酒炒，二两，知母二两，枸杞一两，锁阳炙，一两，牛膝一两，杜仲炒断丝，二两，附子童便制，五钱，蜜丸如梧子大，每服四钱，空心淡盐汤送下。

痹

一人久滞于狱，周身关节疼痛，遇阴寒尤甚，六脉俱细涩。余诊之，知其湿郁也。用於潜术①一味，三白酒炒

---

① 於潜术：产于浙江於潜的白术。

透，为末，每日空心酒煎三钱服之，不数日而愈。

一人因怒后大醉，袒卧于庭，醒时两臂不能举。用舒筋汤二剂，片姜黄、海桐皮、赤芍、羌活、归头、炙甘草、白术，加沉香、桂枝、生姜，水煎服而愈。

一人以淘沙为业，寒湿走注疼痛，复感风邪，发热恶寒，筋收骨缩，痛处如被咬啮之状。余曰：此白虎历节症也。以家秘捉痛丹二丸酒吞之，通身汗出，痛顿减。再投金刀如神散四服，全愈。

川乌炒、草乌炮，各四钱，朱砂水飞、雄黄水飞、荆芥、麻黄去根、天麻、当归、细辛、石斛、川芎、全蝎去勾、人参、何首乌、甘草、防风各五分，苍术一钱，炒，上为细末，每服五分，临卧温茶送下。

一人风热流注腿膝，诸医罔效。余投以人参、白术、当归、川芎、黄芪、甘草、金银花、连翘、防风、白芍、地骨皮，二剂而愈。

疝

一人患木肾，右偏肿胀，气从横骨上入少腹，总由下焦阳衰，遂致血凝气聚耳。用丁香练实丸，丁香一钱，木香一钱，全蝎二十[1]，延胡一两，当归二两，附子一两，川楝子二两，茴香二两，加川山甲二钱，麝香五分，酒糊

---

[1] 二十：疑为"二个"。《医学发明·滑脉生癫疝》本方用十三个。

丸如梧子，每服二钱，温酒送下。

一人左丸偏坠，痛引少腹，抵腰脊，既而右丸亦痛。治以沉香、附子、川乌、干姜、良姜、官桂、吴茱萸、茴香，不效。余诊其脉，细小而弱，两尺尤甚，谓之曰：前方系罗谦甫所制沉香桂附丸也，积寒之症用之，恰当而无效，当是病深药浅故耳。用十年陈蕲艾灸阑门、三阴交各七壮，丹田随年壮，十减七八，百日之后，仍教以服前丸而愈。

一人患疝气，囊痒湿烂，每遇劳动恼怒及风雨寒湿则发，发时不得小便，搐痛胀闷，俟小便通稍缓，此肝与小肠为病也。用吴茱萸一觔分为四股，一股酒浸，一股盐汤浸，一股醋浸，一股童便浸，各浸一宿，焙干，泽泻二两酒浸一宿，焙干，为细末，酒糊丸如梧子大，每服二钱，空心盐汤下，一年不断，永不复发。

积　聚

枫关一舟子，患癖块大如盘，不能食，六脉虚芤，此脾肺之积也。白术、枳壳、茵陈、熟地、青皮、丹皮、蓬术、白芍、川连、香附、黄芪、泽泻、人参、砂仁、当归，服四剂能食，癖块四围俱软。再为定方，厚朴、黄连、干姜、茯苓、紫菀、桂枝、桔梗、川乌、豆蔻、青皮、茵陈、白术、泽泻、白芥子，外贴上池膏一大张，两月全愈。

一人癖坚如石，得食则痛，形肉渐脱。求余诊脉，两关缓而结，问其病因，知是过饱之后又为忧郁所伤，结成癖积。先与厚朴丸利之，外贴消癖膏而愈。

积块丸 治一应癥瘕，积聚癖块，虫积胀满。

三棱 莪术各用醋煨 自然铜 蛇含石各烧红，醋淬七次，以上各二钱 雄黄 蜈蚣全用，焙燥，各一钱二分 木香一钱五分 铁华粉用糯米醋炒，一钱 辰砂 沉香各八分 冰片五分 芦荟 天竺黄 阿魏 全蝎洗，全用，焙干，各四钱

共为极细末，用雄猪胆汁或黑狗胆汁为丸如梧子大，每服七八分，重者一钱，五更酒送下，块消虫下即止，不必尽服。

喘

三拗汤，治喘之套剂也，故苏沉九宝汤、五虎汤、华盖散、麻黄泻白散皆从此汤变化主治，然总之不离乎风寒痰火填塞肺窍而设。若夫肾虚不能纳气而喘者，宜求之养正、黑锡、安肾、八味，倘不治下而治上，是南辕北辙矣；肺虚不能摄气而喘者，宜求之五味子汤、六君子、人参理肺，倘不用敛补而用疏降，是方底而圆盖矣。他如丹溪之治痰喘，一方中兼用南星、半夏、瓜蒌，非谓胸无主张，燥润乱投也，必其人症属有余，且痰势雍盛，譬之大

敌对垒，倾国之兵以应之，势必排五花八门①，一鼓而擒，方绝后患耳。

一人患喘急，不得卧，面色赤，两尺浮虚，昼静夜剧。凡投苏子降气之属，皆不应。余检《内经》示之，曰：不得卧，卧而喘，是水气之客也②。夫水者，循津液而流也，肾者水脏，主津液、主卧、主喘也。今肾虚水泛，逼越心火上游，故喘③面赤也。巴戟、肉桂、人参、白术、茯苓、甘草、陈皮、山楂、附子、黄柏、砂仁。

一人哮喘，绵延不愈，为取璇玑、气海、足三里灸之，痊。

一人水气射肺，气喘不止，小便短少。用郁李仁丸为汤，郁李仁一钱，葶苈子一钱，苏子一钱，橘红八分，防己八分，赤茯苓六分，紫苏叶五分，生姜二片，同煎，两剂而愈。

一少年，恣食馒头，胸膈作痛，痰涎壅盛，喘急异常。投以消食药，不效。求方于余，余照丹溪治痰喘方救之，一剂奏效。

南星一钱，半夏二钱，杏仁五分，瓜蒌霜一钱，香附一钱，橘红六分，皂角烧存性，五分，萝卜子五分，神曲一钱，生姜三片。

---

① 五花八门：古时阵法，有"五花阵"与"八门阵"。

② 不得卧……水气之客也：语本《素问·逆调论》。

③ 喘：此下当有"而"字。

一人喘急，气冲巅顶，诸药罔效。余投以黑锡丹一钱五分，不应。群医哗然，谓金石之药，试而辄验，尚宜斟酌，何况用之而不效？将来必中其毒矣。余曰：肾惫土崩，龙雷之火飞腾而上，不用灵砂，更将何以降之？有是病则有是药，何惧之有？前所以投之未效者，以药力轻少，不能胜病也。再投三钱，立愈。

附：用药不可太过辩

夫药以治虚如救贫，然匪①大赉②，无以转诎为盈③也；药以治实犹攻敌，然匪大勇，无以除暴而安民也。有人于此，家无斗筲④而索逋⑤填门，有好义者从而轸恤⑥之，慨然赠以千缗⑦，半偿于人，半留乎己，由是而经营积累之，可以少康也。乃仅惠以斗粟百钱，且疗饥之不暇，遑问偿人哉？即不然，负人千缗，而好义者适赠以千缗，亦仅偿人焉足矣，遑问积累哉？若敌之临城也，汤火之患在眉睫，犹之邪之入腑也，津液之枯在顷刻，苟非迅攻其垒，直捣其巢，无论藉寇兵而赍盗粮⑧也。即迁延日

---

① 匪：非。

② 赉（lài 赖）：赠予。

③ 转诎（qū 区）为盈：扭转穷困而为富有。诎，穷尽。

④ 家无斗筲（shāo 稍）：家无斗筲之储，言贫困。筲，竹器，略大于斗，可容一斗二升。

⑤ 索逋（bū 晡）：讨债。逋，欠债。

⑥ 轸（zhěn 诊）恤：哀怜而济助。

⑦ 缗（mín 民）：串钱的绳子，每串千文，借指一千文钱。

⑧ 藉寇兵而赍（jī 积）盗粮：典出秦代李斯《谏逐客书》。赍，赠予。

久，相持不下，而城中食尽，民将不死于锋镝①，而死于沟壑矣，伊谁之咎哉？治病者亦若是而已矣。虚之甚者，姜、附、参、芪不妨并用，实之谛者，硝、黄、巴、丑亦可兼施，但使速填其空而瘠转为腴，速逐其邪而否倾为泰，是则圣人医药之道也。而或者曰：子之说不可不及之说也，世俗乃云不可太过，然与否与？余辨之曰：不可太过，古亦有言。如阳明证不大便五六日，恐有燥屎，宜若可攻矣，少与小承气汤以探之，若不失气即不可攻，恐其过于泄下也；脉浮发热，渴欲饮水，小便不利者，猪苓汤主之，若汗出多而渴者不可与，恐其过于渗利也。他如服桂枝汤病差，停后服，不必尽剂，服大青龙汤一服汗，停后服，以及大积大聚衰其半而止之类，恐其药过于病也。此之谓不可太过也。若世俗之解则不然：虑麻黄之过于发散也，姑以紫苏、葱白代②之；虑桂、附之过于辛热也，姑以生姜、煨姜之属代之；虑大黄之过于苦寒也，姑以当归、蜜导之属代之；虑参、芪之过于补益也，姑以山药、芡实之属代之。更有不问病之寒热虚实，概用白芍、丹皮、石斛、茯苓之属，凑成套剂，谓之王道，推其意，不过为非之无举，刺之无刺③，即或误投，未必遂伤性命，岂知杀人已无算哉？噫！医至此，不忍言矣。独不观古方

---

① 锋镝：刀锋与箭镞，喻战争。

② 代：原作"伏"，据文义改。

③ 非之……无刺：典出《孟子·尽心下》，意为（这种方法使人）想要批评却无从批评，想要指责却无从指责。

中药剂之重，一味不妨几两，药性之反，一方不嫌互投。金石如硫黄、黑锡，用之至再至三；毒品如水蛭、砒霜，使之如携如取。岂卤莽从事哉？亦以药不如是，不足以治如是之病也。即足以治目前如是之病，不足以治他日变症蜂起之病也，而要岂有过耶？总之，认病真，虽用刚用柔，皆合乎正，认病不真，即用和用解，适成其非，犹之三王为放为伐①，不害其为王，五霸假仁假义，究难掩其霸也。

癃闭遗尿

虞山冯圃芝问曰：膀胱不利为癃，不约为遗溺，然则小便之通塞专责之膀胱否欤？曰：膀胱者，藏溺之器也，故经云州都之官，津液藏焉。若溺之出也，则三焦主之，而肾、肝、督脉俱有责焉，故经云气化则能出矣，不专属之本经也。肾开窍于二阴，肾虚则小便不禁。肝主疏泄，肝有病则大小便难，以足厥阴之脉过阴器也。督脉者，女子入系廷孔，其孔，溺孔之端也，男子循茎下至篡②，与女子等，其所生病癃痔遗溺。三焦下脉③在于足太阳之前，少阳之后，出于腘中外廉，名曰委阳，足太阳络也。三焦者，足太阳少阳之所将，太阳之别也，上踝五寸，别入贯

---

① 为放为伐：典出《孟子·梁惠王下》，指放逐（昏君）与讨伐（大逆）。

② 篡：会阴部。

③ 脉：《灵枢·本输》作"腧"。

腨肠，出于委阳，并太阳之正，入络膀胱，约下焦，实则闭癃，虚则遗溺，遗溺则补之，闭癃则泻之。故取穴皆从厥阴、三焦、督脉之俞，不取膀胱也。然亦有不尽于此者，姑举数则，以质高明。

一人小便不通，少腹苦急，先其时口苦舌碎，左脉洪数。余曰：此心移热于小肠，小肠移热于膀胱也。用琥珀末一钱，木通一钱，滑石一钱，赤茯苓八分，甘草三分，连翘五分，灯心二分，生地一钱，葱白二个，朴硝三分，煎服而愈。

一人小便不通，腹胀欲死，诸药无效。余为针关元、合谷、三阴交诸穴，针出便利。

一人素有痰疾，小便忽闭。医用滋肾丸治之，不效。余诊之，知为痰气闭结也。用半夏三钱，人参一钱五分，檀香末二分，香附五钱，白茯苓八分，白术一钱，干姜六分，甘草三分，橘红一钱，生姜二片，投之立通。盖半夏辛温走气化液，能使大便润而小便长，用之为君，故效捷也。

一女子，年近二十，每卧必遗尿。用菟丝子丸，猪胞炙碎，煎汤下而愈。或问曰：室女元气充足，且面色红润，何故作虚治耶？曰：凡遗尿属下元虚冷者多，间有属实热者，百不得一也。今两颧色赤，明系虚火上炎之征。

仲景云其面戴阳，下虚故也①，斯言岂欺我哉？

菟丝子酒蒸，二两，牡蛎煅粉、附子炮、五味子、鹿茸酒炙，各一两，肉苁蓉二两，桑螵蛸酒炙，五钱，鸡肫胵炙，五钱，为细末，酒糊丸如梧子大，每服七十丸。

一少年，尿血渐甚，便后解出筋条，形如琴弦，痛苦万状。求治于余，余曰：此症小时曾患之，当得之醉以入房，强忍不泄所致。病者唯唯。用辰砂六一散加乳香，每服五钱，不数服而愈。

一舟人，患石淋症，痛楚难禁，右脉大于左二倍，是劳伤所致也。用当归、川芎、萆薢、滑石、白术、白芍、肉桂、茯苓、桃仁、莲子，十剂而愈。

大便秘结

一老人，大便干结。医以四物加二冬、黄芩之属治之，渐至饮食不进，胃气闭塞。余诊之，脉沉而迟，谓之曰：此阴结也。由冷气横于肠胃，反服寒凉，凝阴固结使然。东垣云阴结者热之②，殆谓是也。用陈皮、枳壳、桃仁、红花、当归、肉桂、藿香、半夏、生姜，煎，调硫黄细末二钱，二服而通。

一人年逾六旬，大便难，临卧时口燥咽干，面色常

---

① 其面……故也：语出《伤寒论·辨厥阴病脉证并治》。

② 阴结者热之：语本《兰室秘藏》卷下。又，《兰室秘藏》卷下"热"作"温"。

赤。谓当柿熟之时曾日啖数十枚，大便得润。余知其大肠燥结，热秘之症也。用熟大黄三钱，杏仁二钱，枳壳一钱，山栀一钱，生地二钱，升麻五分，人参一钱，黄芩八分，甘草五分，生姜二片，白蜜二钱，煎服而利。随进加味苁蓉润肠丸，精神顿旺。

肉苁蓉二两，另杵，沉香一两，当归一两五钱，升麻四钱，桃仁泥一两，另杵，甘草一两，红花三钱，熟地一两，生地一两，松子仁二两，另研，炼蜜丸，空心莲肉汤送下。

一产妇，大便不通，腹胀气急，脉濡而涩，肝脉独旺。余曰：产后无实证，去血过多，肠胃干燥，血不养肝，不得遂其疏泄之性，故脉与症如是耳。用肉苁蓉二两，青皮六分，浓煎热服，一剂而效。

黄 疸

一方外①，寒热，不欲食，食即饱闷腹胀，如是者两月，忽发黄胖。此谷疸也。用茵陈蒿四两，淡豆豉一两，山栀十个，熟大黄一两，茯苓八钱，苍术八钱，厚朴五钱，陈皮五钱，甘草三钱，泽泻五钱，猪苓五钱，枳壳五钱，为末，每服一两，水煎温服，四服后小便下如皂角汁状而愈。

一童子，饮食无度，饱则嗜卧，手心灼热，口唇白

---

① 方外：出家人。

色，小便短赤，腹胀发黄。余用退黄丸治之，不应。特检大温中丸修服，未及四两而愈。

香附一斤童便浸炒透，甘草二两，针砂炒红醋淬三次一斤，苦参二两，厚朴姜制炒黑五两，芍药五两，陈皮三两，山楂五两，苍术五两米泔浸，青皮六两，白术、茯苓各三两，为细末，醋糊丸如桐子，米饮下五六十丸。

下　血

一妇人，肠风下血，小腹膨胀，尺脉坚而关脉虚。余决其为脾虚不能摄血，清阳下陷故也。以补中益气汤加地榆，四剂而愈。

一人下血过多，面色黑，小腹虚膨，咳嗽声哑。时医概以侧柏叶、地榆、槐花、黄连之类治之，愈凉愈甚。余望色切脉，知其下焦虚寒，误服苦降之药，遂使肾失闭藏之职，上而津液不能下咽，下而门户不能牢扃①，眼下颧间之色，是其征也。用黑地黄丸半斤而愈。

一人粪后下血者月余矣，而腹中时痛，夜则发热，面色黄而小便利。群以阴虚发热，争投补血之剂。余曰：此畜血证也，当下之。病者曰：匝月以来去血不下数斗，尚有瘀积乎？余力辩之，投以桃仁承气汤，下血块紫黑色者数枚，后以十全大补汤调理而愈。

---

① 牢扃（jiōng 坰）：关合。扃，关门。

气

一妇人，胸膈胀痛，发作无时，眩晕膹郁，饮食作酸，寸脉沉而滑。余曰：此气郁而降令不行也。上焦如雾，聚而不散，则肺失清虚之本来矣。询其平日喜饮冷乎，病者曰多饮茶耳，又问其今日畏饮冷乎，病者曰然。知其宿冷不消故也，遂用木香调气散治之而瘳。

白豆蔻一两，丁香五钱，檀香八钱，藿香叶三两，炙甘草二两，砂仁二两，为细末，每服二钱，淡盐汤点下，不拘时服。

一人四肢逆冷，不醒人事，奄忽死去者将半日矣。余诊其脉尚在，腹中有声。余曰：此尸厥也。急灸百会、丹田一二十壮，以附子五钱，人参八钱，生姜汁一茶钟同煎，灌之，汗出而苏。

一老妇，气厥，两寸脉伏，药不下咽。余用乌梅、胆星、半夏末煎汤，调乳金丹二丸，灌之立苏。凡中气，两寸必伏。

妇 人

张安期尊阃，月事先期而至，腹痛，不思饮食，大便不通，头汗，胗其脉两寸洪数，火气逆上，且误服桂枝，其痛愈甚。予用姜汁炒山栀仁一钱，当归一钱，赤芍一钱，杏仁一钱，枳壳八分，麦冬一钱，石菖蒲三分，木香三分，延胡五分，牛膝五分。安期心窃疑之，余曰：心主血，肺主气，心肺之气不下行，安望其月事以时乎？投之果效。时安期致扎①，并录于下：

用药凉热，各有所宜，固未易一二②为庸人言也。内子③自七月五日辰刻作痛，几绝者屡矣。初有识为经阻者，而屡药不效，乃疑其为寒为暑，所见纷出。得道兄切脉后，其症始辨，然以停经而用山栀仁，虽承面谕谆谆，未能深信。继又有敝相知④定方，投以桂枝，其痛转剧，遂易尊剂，第⑤二帖煎服，痛如冰释。庸流皆谓血得热而行，一何谬哉？幸附案末，以志不忘。

一妇人，经期三日，胸胀呕吐，腰胁引痛。知为怒气所伤，投以香附、延胡、赤芍、青皮、山栀、枳壳、山楂、肉桂、当归，下咽立止。再以逍遥散调理，遂得怀孕。

一妇新产，遍身麻木，眼闭不开，小腹痛。余曰：产后无实症，麻木眼闭，总是虚征。暂用清魂散一剂，以敛神消瘀，当继温补。泽兰、川芎、荆芥、甘草、山楂、黑姜、当归、丹皮、龙齿、远志、茯神、桂枝，童便和水煎

---

① 扎：同"札"，书信。《玉篇·手部》："扎，俗'札'字。"
② 一二：逐一。
③ 内子：对他人称自己妻子。
④ 相知：朋友。
⑤ 第：仅仅。

服。诘朝^①再切其脉，左手尺虚寸旺，又方枣仁、茯神、远志、木香、人参、当归、白术、甘草、黑姜、黄芪、鹿角胶、陈皮、桂枝，加黑糖，两剂而愈。

一妇人，小产后血脱，身发寒热，小腹怪痛。用人参、炮姜灰、补骨脂、白术、白芍、当归、茯神、枣仁、甘草、艾茸、阿胶、鹿角胶、续断。

一妇人，产后咳嗽，两足浮肿，不思食。用白术、山药、米仁、款冬花、广皮、炙草、茯苓、广藿香，二剂，嗽止进食。

一妇人，产后畏寒，头疼腰痛，小腹痛，多汗不眠，饮食无味。此得之产后劳而兼哀，恶露未净故也。人参、远志、木香、山楂、荆芥穗、枣仁、桂枝、白术、黄芪、归身、茯苓、甘草，四剂愈。

一妇人，产后血虚，气浮于上，时时昏眩，头目不清。荆芥穗、当归、川芎、白芍、橘红、人参、白术、甘草、茯神、枣仁。

一妇人，月水先期而行，胸胀腰痛，自汗。责之宗气虚散，不能摄血。黄芪、人参、牛膝、当归、白芍、杜仲、香附、砂仁、延胡、白木、干姜、枣仁、生地、神曲、甘草、独活、茯苓，一剂神效。

一妇人，产后恶寒而喘，多汗干咳，嘈杂带下，脾肾

---

① 诘朝：次日早晨。

之脉尤虚。当用十全大补汤加减，人参一钱二分，白术一钱五分，茯神八分，枣仁八分，甘草五分，当归八分，川芎四分，白芍五分，熟地八分，黄芪一钱，桂枝五分，杜仲一钱，砂仁五分，煎服，愈。

一妇人，右脉大而无伦，寸脉尤甚，知其冲任伤也，症见月水淋漓，腰腹作痛，头眩脚浮。人参、白茯、白术、甘草、川芎、当归、白芍、熟地、续断、鹿角胶、阿胶、干姜。

一妇人，产后虚弱，且以蚤①合之故，五十日血水淋漓，头眩少食，六脉芤弱。以人参、山楂、荆芥、肉桂、赤石脂、枣仁、黄芪、熟地、远志、续断、艾茸、山药、白术、归身、白芍、甘草、五味，四剂霍然。

一妇人，白带，腰背疼痛，饮食少思，两足乏力，时时头痛口苦。医以疏风清火之药投之，转剧。余诊其脉，两尺虚，寸口弦而大，知为漏下使然。以巴戟、人参、白术、茴香、山萸、白茯苓、桂枝、炙草、苍术、香附、干姜，煎服，愈。

一妇人，每遇经期心膈怪痛，腰腹亦疼。以白汤吞下备急圆三丸，取其通则不痛也。又用薤白捣汁，酒调下。后以八味丸加当归、白芍、砂仁、延胡、陈皮、沉香、人参、牛膝、调理半载，永不复发。

---

① 蚤：通"早"。《广韵·皓韵》："蚤，古借为早暮字。"

备急丸方：巴豆、大黄、干姜等分，蜜丸如梧子大。

一妇人，遍身发核块作楚，是由营气弗从，逆于肉里故也。用四物冲和汤而愈。生地一钱五分，赤芍一钱五分，川芎八分，归身八分，枳壳八分，山楂二钱，土贝二钱，初剂加桂枝五分，水煎服。凡瘰疬多生于妇人者，以其肝之尝郁也，须于疏肝之中兼健脾燥湿而后奏功，要以大料川贝母为主。

一匠人之妇，食菌毒，舌麻晕倒。用甘草、防风、贝母、檀香、绿豆粉、金银花、半夏、苍术、厚朴、陈皮、梨叶、荷叶、藿香、生姜。

幼科论概

天下无不爱子之父母，即无不忧疾之父母，无不忧疾之父母，迄无知医之父母。不知医而爱之，是犹弗爱矣；不知医而忧之，不知弗忧矣。婴孩之病，死于吐泻惊疳者十之一二，死于医吐泻惊疳者十常七八，是弗医未必死，医则未必生。为父母者平日既不暇致详，临事又仓皇失措，贸贸然①任庸医而医之，是求生而适得死也。吾独异乎业医者亦贸贸然直任之而不辞，独何心乎？余自从事于医，每闻小儿无补法之语，初亦莫辨其是非也。后诣一药室，见案间药品不满四十味，心窃疑之，及缮②其向来医

---

① 贸贸然：轻率貌。

② 缮：翻阅。

案，并此四十味而半之矣。虽曰用药如用兵，贵精不贵多，独不闻多多益善，有非六十万人不可①者乎？操此术也以往，而欲其疗大病，吾知其必不能矣。即如吐泻一症，皆由脾虚所致，故古人治法，冷则用益黄散、异功散、理中丸、建中汤之类，热则用五苓散、天水散之类，则是吐泻虽有冷热之别，未有不由乎虚者，用药纵有凉温之别，未有不兼乎补者。《内经》云厥阴所至为呕泄②，又云木太过曰发生，发生之纪，上征则气逆，其病吐利③，又云水太过曰流衍，流衍之纪，其动漂泄沃涌④，良以土虚则木乘之，木旺则火炎，胃气随之而逆上，故为吐，土惫则水凌，脾气随之而陷下，故为泻。欲使上下循环，阴阳交接，其枢机之纽全在乎实脾。其吐多于泻者，理脾之中当兼治痰，则逆气降而上焦安矣；其泻多于吐者，理脾之中当先燥湿，则清阳升而下焦固矣。至若惊风一症，即古之所谓痉病也。痉病者，风寒入于太阳经，太阳之脉起于目内眦，上额交巅，入脑还出，别下项，夹脊抵腰中，是以病则头摇手劲，口噤脚挛，脊强背反。但小儿怯弱，易于汗出神昏，故每每柔痉多而刚痉少，当效仲景桂枝汤

---

① 非六十万人不可：《史记·白起王翦列传》载秦王政派李信率二十万人攻楚，大败。秦王政请王翦带兵攻楚，王翦提出"非六十万人不可"，最终一战灭楚。

② 厥阴所至为呕泄：语本《素问·六元正纪大论》

③ 木太过曰发生……其病吐利：语本《素问·五常政大论》。

④ 水太过曰流衍……漂泄沃涌：语本《素问·五常政大论》。

法达之于表，使热邪尽从腠理而出，然后补脾固卫，平惊去痰，斯为正治。倘早投峻补以固闭其外越之路，及妄投金石以镇坠其外感之邪，均非其治也。《内经》曰：数食肥，令人内热，数食甘，令人中满①。盖婴孩肠胃柔脆，恣食肥甘，渐成积滞，以致身热体瘦，面黄发焦，肚大颈细，故命名曰疳。疳之为病，虽分五脏，总由脾胃间津液内亡所致，治法当以补母脏，泻本脏。假令心之疳，宜先补肝而后泻心，以肝为心母，心得母气则宁耳，余脏如之。切戒不可攻击太过，况病由亡津液而成，当从生津液而愈，调补胃气，此总诀也。今之习幼科者，往往视参、术为鸩②毒，终年不加一匕，谓小儿纯阳之体，宜泻不宜补。不知人生而静，本属纯坤，自一岁至三岁长元炁③六十四铢，一阳生乎复卦④，由此而渐长，至十六岁方成纯乾⑤。当其幼小之时，谷气未充，土气未实，稍失调养，为吐为泻，为惊为疳，顷刻致病，正赖培植微阳，积小以高大，奈何拘执小儿无补法之见误尽苍生哉？今而后吾愿凡为父母者之当知医也。

---

① 数食肥……令人中满：语本《素问·奇病论》。

② 鸩：原作"耽"，据文义改。

③ 炁：同"气"。《玉篇·火部》："炁，古'气'字。"

④ 复卦：《周易》六十四卦之一，坤上震下。

⑤ 自一岁至三岁……十六岁方成纯乾：语见《性命圭旨·元集·死生说》。

痘　疹

　　一娄东唐友，令爱出痘，第二朝谵语，不思食，眼昏口渴，身壮热，不大便，皮薄顶焦。医辞以不可治。托吾友朱月思相招看治。余曰：此险症也。唐友出谢，约为券，再三求治。余用紫草、大黄、白芍、当归、枳壳、生地、红花、大力、甘草、花粉、麦冬、连翘，一剂而谵语壮热、眼昏口渴诸症悉愈，面上起发。背足低塌，中有带浆者十数粒，咽喉肿痛，再用麦冬、桔梗、甘草、牛蒡、金银花、当归、木通、蝉蜕、牛膝、连翘、生地，一剂，正痘已齐而喉痛如故。余曰：此喉间有痘，将次灌脓，故肿痛。俟外痘行浆，内痘先回，而喉痛自愈矣。第五朝，用黄芪、甘草、桔梗、当归、陈皮、川芎、茯苓、山楂、射干、大力、红花。第六朝，因忿怒，两足痘不起，不灌浆，用当归、枳壳、川芎、茯苓、青皮、厚朴、陈皮、甘草、桔梗、白术、牛膝、木通疏肝健脾，顷刻浆行饱满。但觉微痒，余曰：浆足而痒，此毒将解也。用人参、黄芪、米仁、白术、泽泻、白芍、土贝、陈皮、甘草、独活，至第十朝大便始通。两足怕冷，再用人参、黄芪、肉桂、煨姜、当归、山药、白术、蝉蜕、甘草、茯苓、白芷、木香，面背颈项俱回。忽寒战腰疼，此表虚也，于前方中加熟附子四分，连服二剂。左足踝溃烂发臭，此余毒在脾也，又用人参、金银花、甘草、防风、当归、陈皮、川芎、木香、白芍、甲片、白芷、熟地、独活，至十八日而脱痂。此症前热后寒，前实后虚，假使四日以前不用大黄，其热不退，则痘必不出，十朝以后不用附子、肉桂，虚寒不去，则痘必不结，中间肝气不平，不用疏泄，则脾土受制，浆必不足。随时变通，斡旋之功不浅，而唐友竟负前约，飘然远去。

一女子，五岁，发热一日即见标，第三日看治，痘不甚密，而报痘已行浆。余断其不治，果六朝而殁。

一女子，出痘，第四朝头面色如胭脂，两颧下颏肉肿皮瞒，形密如蚕种。众医望而却走，余亦束手无策。伊父母哀求曰：生是公之功，死乃子之命，倘用药而不效，决无怨尤也。余用换痘汤一剂，而红色渐淡，痘忽随隐。第五朝，用甲片、大力、红花、白芍、犀角、地黄、防风、紫草、荆芥、连翘、丹皮、山楂、甘草、桔梗、蝉蜕十五味，浓煎，不时灌之，随送乳金丹二丸，痘渐出。第六朝，又照前方加干葛、黄芩、白花地丁，两颊红色始退。但痘顶不起，用升麻、枳壳、大力、连翘、山楂、黄芪、防风、白芷、犀角、白芍、川芎、陈皮、白术、木通、香菌、银花。九朝以后，加参、芪于解毒药中，十六朝而结靥。

换痘汤方：紫草茸、朱砂、麻黄、柴胡、防风、羌活、白芷、蝉蜕、川芎、大力、连翘。

一娄东张姓之子，患痘九朝，色变黑，医辞以不可治。吾友朱月思拉往视之，闻其声朗然也，时时索饭，知其腹中能食也，封蛤①依然，知其元气未泄也。坐良久，燃灯照之，惟两腿、小腹、尻骨间痘华变黑，余部根盘圆润，但不起顶，中有微凹。余曰：此脾经顺痘也，今以外触血腥，颜色变黑，不无秋行冬令之小逆。只须内托解秽之药一剂，便可转黑为黄矣。月思问余曰：何以知其为血所触也？余曰：痘之所触，虽非一端，如房事月事，所最畏也。若犯房事，则不免周身变色矣。今诸痘如常，独两腿、少腹、尻骨变黑，知伴痘者抱儿怀中，适当经期，其血腥之气正薰着此处耳。月思讯之，果然。人参、黄芪、穿山甲、金银花、当归、白术、甘草、白芷、木香、山楂、木通。

痧

一女子，痧后身热不眠，咳嗽发呛，呕吐，咽喉肿痛，不欲饮食，肺胃之热未清也。为之定方，西河柳、杏仁、桔梗、甘草、广皮、玄参、竹叶、麦冬，服前剂，身热退，夜得眠。但痰中见血，此系呕伤肺经之故，用桔梗、薄荷、甘草、麦冬、花粉、白芍、玄参、广皮、桑皮少许、百合，二剂全愈。

---

① 封蛤：出痘时眼鼻的一种征象。参见《冯氏锦囊秘录·痘疹全集》。

虚

一女子，五岁，患寒热羸瘦。诸医以为疟也，治之不效，渐而饮水则呛，早夜发热，多汗多痰，面目浮肿，天柱骨倾。延予往视，予喜其两目有神，投以参苏饮而浮肿退，呛逆除。继用参苓白术散，而寒热不作，痰清汗敛。惟天柱尚软，余谓其先天禀受不足，须用八味丸加鹿茸、山楂。其家骇曰：孩子家患病，岂堪服此热药耶？余曰：肝主筋，肾主骨，肝肾俱弱，则筋骨俱柔，故项软垂下无力。八味能滋肾肝，补脾肺，加鹿茸纯阳之品，强阳补骨，借山楂酸温，引入血分，可以固人肌肤之会、筋骸之束，诚幼科之圣药也。果不终剂而头举，□□□愈。

熟地八钱，丹皮四钱，山萸四钱，山药三钱，茯苓三钱，泽泻三钱，山楂八钱，附子一钱，肉桂一钱，鹿茸三钱，蜜丸芡子大，金箔为衣。

惊

一童子，慢惊，口噤目闭，身体强直，势甚危笃。用干姜、附子、白芍、桂枝、藿香、半夏、胆星、当归、大腹皮、厚朴、甘草、陈皮、僵蚕、白术，一剂，煎送乳金丹一丸，立愈。

一李公子，生四十日，患马牙，重舌木舌。用蒲黄、马牙硝为末，吹敷，立愈。不数日又□内钓，眼上吊，口歪，舌尖如蛇，啼不住口。为定煎方，胆星、僵蚕、蝉蜕、薄荷、羌活、苏叶、木通、生地、桂枝、甘草、桔梗、滑石、犀角、钩藤，一剂而惊气已定。再用茯神、枣仁、白芍、犀角、钩藤、木通、生地、蝉蜕、当归、白术、甘草、滑石，灯心送下。乳□，又用人参、天竺黄、贝母、陈皮、白术、茯神、枣仁、僵蚕、琥珀、石菖、菊花、薄荷、归身、木香，调理而愈。

一童子，呕吐不止，唇色带紫。余知其胃寒也，用紫金核磨服而愈。

半夏姜制、人参、白术、木香、丁香、藿香各二钱五分，沉香一钱，为细末，面糊为丸如李核大，朱砂一钱水飞为衣，阴干，每服一丸，用小枣一枚煎汤磨服。此定吐神方。

泻

一□儿，腹膨作泻。消克与温补遍尝，不效。余切其右脉浮大，按之反涩，知宿食作积也，问其何时所伤何物，曰多食牛脯耳。用枳实、白术、大黄、山楂，淋稻草灰汤煎服，下宿垢五六枚，后用理中汤调养而愈。

疳

一小儿疳痢，下脓血，脱肛，濒于死者屡矣。用张道人沉香丸方，服半月而效。

沉香、人参、全蝎、胡黄连①、乳②香、龙骨、甘草，枣肉为丸梧子大，每服三粒，米饮下，日二服。

一小儿鹅口，用川连五分，干姜五分，二味同炒黑，研③儿茶二分半，以鹅毛管吹敷，神效。

---

① 黄连：二字漫漶，据《幼幼新书》卷二十四补。
② 乳：漫漶，据《幼幼新书》卷二十四补。
③ 研：此下原本漫漶，当有药一味。按《寿世保元》卷六有"加味阴阳散"，治口舌生疮，用黄连、干姜、青黛、孩儿茶四味，则此下或是青黛。

马同呼偶记[1]

康熙辛巳岁（康熙四十年）四月中旬，李君粉病染箭疯[2]虽愈，后发膝腕毒，名曰曲鳍。忽被庸医殷尔从行针出脓，妄投木鳖子、全蝎二味末药，至廿四日清早饮之，寒战股栗，按压不住，立起身来，立刻毙倒，可伤可伤！询问别友，木鳖有毛杀人，须要切片油制，去其外皮，为末。以记后日医者药不可妄投，摄生者莫要希愈，药不可妄用。

---

[1] 马同呼偶记：此段文字原手书于"妇人"篇后所余半页，非原书所有，今移此。

[2] 箭疯：箭风，即痛风。

校注后记

《东皋草堂医案》，医案著作，不分卷，清代王式钰著。

1. 作者生平

王式钰，字仲坚，又字翔千，苏州人，世家出身，生卒年不可考。博学，好文词，后致力于医，师从程郊倩。程郊倩，新安人，精究伤寒之学，为清代伤寒学错简重订派代表人物之一，著有《伤寒论后条辨》。程郊倩在《东皋草堂医案》序中称王式钰"深沉敏洽，家世于儒，而医道复性而成之，真无愧于读书明理者"，非一般师之于弟的口吻，可见两者之相互认可。王式钰不负师望，不仅是程郊倩《伤寒论后条辨》的实际编纂者，还据程郊倩散在资料辑成《读伤寒论赘余》。

此外，王式钰又拜兴机为师，兴机即张拱端，字孟公，号震岩，明末太原人，迁苏州，曾授职方主事，好藏书，入清后居南京天界寺，有《孤云集》。兴机亦通医术，在其为《东皋草堂医案》所作的序中称"吾门王仲坚，以诗书世其家，以岐黄游其艺，其于古今圣贤、医经经方固已博览旁通，尽化裁神明之道矣"，可见对王式钰的肯定。

王式钰又与冯班友好，冯班与乃兄冯舒皆为钱谦益弟子，为虞山诗派代表人物，傲然不群，人称"二痴"。冯班为《东皋草堂医案》作序，称"我友仲坚王君，儒者也，通敏，多所习，多所通，邃于农黄之学，为人治病，如古之洞见垣一方者。孙思邈所谓大医，仲坚其近之矣"。

据有限资料，王式钰所交接如兴机、冯班等，属明末遗民，或遁入禅林，或愤世不仕。王式钰以医为业，所治患者当有各色人等，但《东皋草堂医案》载案百余首，无一患者以官职称。王式钰之遗民情怀于此概见。

王式钰名其医案为"东皋草堂"，"东皋草堂"当是其书斋名，而"东皋"二字或与唐代王绩有关。王绩，字无功，号东皋子，绛州（今属山西）人，是集诗人、隐士、医者于一身的人物。王式钰既然"博学，善属文，名重词坛"，又不仕，且"致力于医，其疗人之病，如磁石之取铁，阳燧之取火，无不应手而效"，恰与王绩相似，则"东皋"二字或与其仰慕王绩有关。

2. 成书及版本

《东皋草堂医案》成书于清康熙间，具体年代不详。现存清康熙刻本，中华医学会上海分会图书馆有藏，不分卷，正文每半页九行，行二十字，白口，单鱼尾。

3. 内容与学术特色

《东皋草堂医案》载案46门，另有独立或附于医案的医论10篇。或以病证为题，如咳嗽、瘟疫、呕吐、吐血等，或以病因为题，如"寒""暑"等，或以病位为题，如"咽喉""耳"等，或以科别为题，如"妇人"。每篇述医案若干。另有以医论为题者，如"水论"，先述医论而后附医案。也有以病证为题而先述医论后列诸案者，如"膈噎"。个别篇则在医案后有附论，如"寒"附有"三阴传经直中辩"，"虚损"附有"附七损八益论"。还有以论为篇而无医案者，如"幼科论概"。计凡载医案180则，医论则有三阴传经直中辩、水论、七损八益论、痿痹论、用药不可太过辨、幼科论概等。另"膈噎""喘""癃闭遗尿"三篇之首和"眼"篇之末各有一段文字，"消渴"下有"附录"一则，亦可归于医论，则全书医论11则。综之，《东皋草堂医案》以案为主，夹有医论，非专述医案者。

《东皋草堂医案》或直述其案而无所议论，或述而有议，总体行文简洁，鲜见洋洋洒洒之篇，无拖泥带水之弊。在诊断方面，《东皋草堂医案》重视脉诊，180则医案中记录脉诊的超过100首，诊断除脉证合参进行诊断外，亦多有以脉断其病机者。如"一妇人，多汗头眩，时欲离魂，因其烦躁，人皆以为火也。余曰：六脉将脱，焉得有火？阳往外走，将成亡阳，为之定方……两剂而愈"，又如"一妇人，胃脘痛，按之转剧，疑是实症，而右关未见沉实有力之脉，且左脉皆伏而弱，知其饮冷血滞也，内服煎方，外贴上池膏而愈"，皆以脉诊洞察病源而获良效。

在治疗方面，《东皋草堂医案》各案有单用针者，如尤季明案；有单用灸者，如一人哮喘案；有单用药者，如一人患疫发斑案；有针灸并用者，如朱裕公耳聋案；有针药并用者，如一人夏月冒暑远行案；有灸药并用者，如一人肾经素虚案；更有内服外贴并用者，如一人癖坚如石案。可见王式钰对对各种治法运用的娴熟和综合之技巧。

《东皋草堂医案》有独立医论 11 则，多有新见。如《七损八益论》认为唐代王冰之解不确，提出"七八者纪日之数也，七损八益者该男女而言"，并引《周易·复卦》卦辞"七日来复"句，提出房事当越七日一行，不足七日则为"损"，超过七日则有"益"，因称"七损八益"。其说虽未必为《素问》真意，较却简明可通，亦聊备一说。《用药不可太过辩》认为"夫药以治虚如救贫，然匪大赉，无以转诎为盈也；药以治实犹攻敌，然匪大勇，无以除暴而安民也……大积大聚衰其半而止之类，恐其药过于病也。此之谓不可太过也。若世俗之解则不然：虑麻黄之过于发散也，姑以紫苏、葱白代之；虑桂、附之过于辛热也，姑以生姜、煨姜之属代之……更有不问病之寒热虚实，概用白芍、丹皮、石斛、茯苓之属，凑成套剂，谓之王道，推其意，不过为非之无举，刺之无刺，即或误投，未必遂伤性命，岂知杀人已无算哉？"意为只要诊断准确，无论用攻用补，必当决然使用，直中病机，医者不可因怕担责任而首鼠两端，敷衍误病。在《幼科论概》中，抨击医者拘泥"小儿无补法"而致患儿危殆死亡的不良风习，提出"（小儿）吐泻虽有冷热之别，未有不由乎虚者，用药纵有凉温之别，未有不兼乎补者"，引《内经》之论以阐说小儿之病可用乃至必用补法，指出"当其幼小之时，谷气未充，土气未实，稍失调养，为吐为泻，为惊为疳，顷刻致病，正赖培植微阳，积小以高大，奈何拘执小儿无补法之见误尽苍生哉"。

总之，《东皋草堂医案》为清代早期医案著作，载案不多，但特色鲜明，对当今中医临床有较好参考和借鉴作用，值得中医临床工作者阅读研究。

总 书 目

I

本　草

淑景堂改订注释寒热温平药性赋

方　书

临证综合